Anam Fatima

Perspectivas de las relaciones económicas China-India

Anam Fatima

Perspectivas de las relaciones económicas China-India

ScienciaScripts

Imprint
Any brand names and product names mentioned in this book are subject to trademark, brand or patent protection and are trademarks or registered trademarks of their respective holders. The use of brand names, product names, common names, trade names, product descriptions etc. even without a particular marking in this work is in no way to be construed to mean that such names may be regarded as unrestricted in respect of trademark and brand protection legislation and could thus be used by anyone.

Cover image: www.ingimage.com

This book is a translation from the original published under ISBN 978-3-659-84849-0.

Publisher:
Sciencia Scripts
is a trademark of
Dodo Books Indian Ocean Ltd. and OmniScriptum S.R.L publishing group

120 High Road, East Finchley, London, N2 9ED, United Kingdom
Str. Armeneasca 28/1, office 1, Chisinau MD-2012, Republic of Moldova, Europe
Managing Directors: Ieva Konstantinova, Victoria Ursu
info@omniscriptum.com

Printed at: see last page
ISBN: 978-620-8-63708-8

ÍNDICE

RESUMEN

Este trabajo de investigación pretende valorar el futuro escenario de la relación monetaria bilateral de China e India. La relación entre los dos gigantes emergentes de Asia puede anticiparse a medida que las tendencias determinen que ambos ampliarán la cooperación, lo que a cambio sería beneficioso para ellos y, en consecuencia, para la región. La naturaleza de su vínculo es variada, es decir, una cooperación cada vez mayor en el terreno del comercio y los negocios junto con la desconfianza y las sospechas compartidas en los campos considerados, ya sean políticos o geográficos. El fenómeno del conflicto directo en la era cada vez más interdependiente de la globalización está arrastrando plea mientras que las reformas domésticas están congregando políticas junto con la interdependencia cada vez mayor entre la India y China. Ahora, en esta coyuntura, hay suficientes perspectivas para que las economías de ambos países asciendan al mismo tiempo, logrando así beneficios mutuos. Por estos factores obvios, la futura relación entre India y China puede reconocerse por la cooperación en áreas ya sean mutuas, regionales o internacionales. El estudio también pretende escudriñar las líneas generales de la relación entre China e India determinando las áreas de sus intereses compartidos en las que pueden trabajar conjuntamente.

Capítulo 1

INTRODUCCIÓN

1.1 Fondo

India y China, las dos naciones más pobladas del planeta, representan conjuntamente más del 33% de la población mundial. Aunque es un hecho bien establecido que ambas compiten por el poder y la supremacía en la región, ambas comparten los objetivos comunes de mantener la estabilidad regional y el acceso a los inversores y mercados extranjeros. India y China están creciendo económicamente e intensificando sus intereses dentro y fuera de Asia.

Las relaciones bilaterales de ambos países han experimentado vivos cambios en las últimas cinco décadas, pasando de una profunda hostilidad a un acercamiento y un reajuste. Las relaciones comerciales entre China e India se remontan al siglo II a.C., durante la dinastía Han. Las relaciones comerciales bilaterales siguieron fomentándose durante las dinastías Tang y Yuan. El periodo de 1905-1947 fue el periodo en el que tanto la población de India como la de China se prestaron apoyo y afecto mutuamente en su lucha normal. El historial de las relaciones sino-indias ha estado marcado por el retroceso, la hermandad y al mismo tiempo la institucionalización. India fue el primer estado nación que estaba en coalición no-compañero en el camino para ver a China además de desarrollar relaciones clave. De 1949 a 1957, los asuntos políticos se resolvieron correctamente y se intercambiaron visitas de estado desiguales. El primer periodo de relaciones entre China e India estuvo marcado por una afectuosa relación familiar, mientras que en 1950 se prestó poca atención a la toma militar del Tíbet por parte de China. En 1954, ambos países acordaron un plan de intercambio e interrelación entre Tíbet, una región de China, e intercambiaron memorandos. Además, India transfirió en consecuencia la propiedad de todos sus beneficios adquiridos en Tíbet mediante acuerdos previos. Las doctrinas de la coexistencia mutua pacífica, además de la conferencia nombrada como Conferencia de Bandung sido la mejor parte del esfuerzo coordinado bilateral China India. En cualquier caso, la colaboración no estaba cerca de terminar. Tardíamente, en la década de 1950, surgieron verdaderas complejidades que involucraban a estos dos estados-nación, generalmente por encima de la periferia no delineada. Ese dudoso tema de la periferia incitó a la confrontación en 1962.

En algún lugar alrededor del período de 1962 junto con la era de 1969, las relaciones bilaterales de China y la India se mantuvo entusiasta en una parada significativa. China comenzó un malicioso, así como la proclamación ofensiva en oposición a la India, Apoyado por medio de su triunfo directo que se sumó a la desconfianza de la India para China de manera significativa. La petición de India con respecto a China fue atestiguada más lejos cuando China consiguió la oportunidad de ser compañeros con Pakistán y comenzó a estirar político así como militar se aferra hacia él. Aquí, al lado de junio 1967, los términos bilaterales se pudrieron más por el comienzo de los delegados de India en Beijing en la acusación atestiguada de acciones de vigilancia. En diciembre de 1988, el viaje de Rajiv Gandhi a China fue evaluado como un triunfo por igual en ambos países. Desde la visita de Nehru en 1954, la visita de Gandhi era viaje inicial en el curso de primer ministro que comenzaba la India a China. Este viaje facilitó la sintonía con el fin de mantener un recuento de las principales visitas. Exactamente cuando el régimen de la Alianza Democrática Nacional se acercó a la autoridad, las relaciones sino-indúes se transformaron en más tensas tras la prueba nuclear de 1998.

Un revés para las relaciones sino-indias se produjo con la afirmación de que China era la principal amenaza para India, realizada por el ministro de Defensa indio en 1998, George Fernandez. En 1999, ambas partes se comprometieron a facilitar los medios para restablecer las relaciones bilaterales, además de garantizar que ninguna de las partes vería a un sustituto como un peligro. En mayo de 2000, se avanzó en una cumbre que contenía 4 puntos de sugerencia relativos al avance de las relaciones igualitarias. Estas dos partes rediseñan el nivel de las visitas de trabajo complementarias para construir una percepción y confianza compartidas; desarrollan la colaboración empresarial y monetaria, fortaleciendo la sincronización con el interés en los esfuerzos mundiales; también gestionan honestamente los asuntos que permanecen desde tiempos pasados, en la audacia de buscar una visión impartida mientras se ahorran las diferenciaciones.

En medio de la visita, la India selló la Visión Compartida para el Siglo XXI y ambas partes llegaron a un acuerdo de gran alcance que promovía las empresas conjuntas premeditadas y complacientes entre los dos estados, como la conducta de la esencialidad nuclear, que también consideraba que este tipo de colaboración era imperativa para luchar contra la transformación ecológica y hacer imperativa la seguridad, además de que los dos estados estaban de acuerdo en impulsar con frecuencia la estructura de un mundo agradable resaltado con armonía eterna y logros fundamentales. Desde 1976 hasta la actualidad, los aspectos más destacados de los cursos de acción política de ambos lados han sido la cubierta de misterio y enigma mantenida a través de la organización junto con el intercambio importante en la cooperación. In a wide edge the mainly niggling problem discovered has been the division plus determination of the cutoff line showing edge amid the two states. Los lazos financieros de dos goliats asiáticos se enfrentaron a numerosas dificultades desde el distrito y desde dentro de ellos mismos. La solidaridad claramente fuerte entre India y China se desvanece en lo que ambos reconocen ser sus propios patios diferentes. La Organización de Cooperación de Shanghai (OCS) es un asunto social de los países de Asia Central , Rusia y China gestionado por los dos últimos Estados nación, mientras que la SAARC (que es la asociación de la región de Asia Meridional con fines de cooperación regional) ha sido una reunión provincial desbordada por India. China e India intentaron mantenerse mutuamente fuera de sus categorías particulares para contener un impacto territorial más notable por parte del otro. Al mismo tiempo, el peso de naciones alternativas dentro de la SAARC y la OCS que mantienen lazos más amistosos con la potencia local individual otorgó inevitablemente a India el estatus de espectador de la OCS en 2005 y, como aspecto principal del acuerdo, China se convirtió además en testigo presencial en la SAARC. China e India tienen aficiones enfrentadas en las naciones de la ASEAN. La progresión relacionada con el dinero tanto de China como de India depende de un maravilloso plan de juego en divisiones de negocios externas, especialmente la promoción de EE.UU.. Sin embargo, en vista de los exámenes de sus propios intereses nacionales, Estados Unidos no refuerza ni reforzará la construcción de una organización más estrecha como las relaciones entre China e India. Uno de los propósitos de la pauta para hacer las relaciones de los E.E.U.U.-India es concentrarse en la subida de China. Los lazos sino-pakistaníes y su efecto en las relaciones sino-indues seguirán siendo una exacerbación básica en las relaciones sino-indues. Tampoco abarca la posición de India y ni es propenso a hacerlo como tal en el interludio realista & racional. La cuestión de Pakistán en medio de la parte estadounidense en los lazos monetarios bilaterales de India y China podría ser de extraordinaria importancia.

No obstante, las relaciones China-India siguen en general un camino de progresión previsible. En los exámenes multilaterales, ambos titanes asiáticos comparten obviamente una distracción geo-crítica. Con este fin, ambos "titanes" tendrían que averiguar cómo ajustar las adiciones y desventajas del intercambio a ciertas partes de ensamblaje y reconocer complementariedades en sus artículos. Sus certificaciones comerciales particulares para transformarse en la herramienta más extrema para decidir su propia oscuridad sesgada y el apoyo propulsor para entender su propia asociación clave para lo que está por venir. La asociación presupuestaria bilateral sino-india seguía siendo un crucial indispensable significado para el logro de los locales, así como ejercicios políticos en general. El rápido desarrollo de ambas naciones, tras la liberalización de sus economías, ha demostrado tener otro potencial en cuanto al intercambio bilateral. Un comercio recíproco de información, mano de obra y activos propone una ecuación triunfante. La energía imperativa de China para la India tiene su origen en su anhelo de mantener un entorno tranquilo que incluya a todos, desarrollar relaciones estables con las naciones de su periferia, mantener el avance de las uniones antagónicas a China y desarrollar nuevos mercados, oportunidades de hipótesis y ventajas para alimentar su mejora relacionada con el dinero. Además, China trata de evitar que se produzcan reorientaciones que puedan afectar a sus problemas de vecindad.

Hasta el momento, China ha visto a la India como una puerta de entrada relacionada con el dinero, pero a partir de ahora ha empezado a considerar las repercusiones del crecimiento de la India en , especialmente en lo que se refiere a las relaciones políticas y posiblemente clave entre la India y Estados Unidos. La propia acentuación de la república de la India en la progresión interna la impulsa hacia la construcción de relaciones optimistas con la república popular de China. Se trata de un método de intercambio bilateral entre la India y China, como la seguridad en la fabricación de calibres, que debe ser enfatizado con el fin de valorar su interfaz junto con sus asociaciones políticas, que sigue siendo esencial para apoyar sus perspectivas a largo plazo. El vigor de su sistema de mercado y las demandas sociales, en particular sus grupos de jóvenes y el trabajo de talento constante, será su activo esencial. China e India, a pesar de sus disparidades, ampliarán sin duda sus condiciones presupuestarias. La afiliación financiera bilateral debería estar creciendo ya que ambos estados comprenden la idea que hace hincapié en que, el esfuerzo conjunto reduce drásticamente el coste empresarial bilateral y el precio del comercio mutuo. Por otra parte, algunos analistas políticos financieros han previsto formalmente el avance de un Chandra en el acompañamiento de 20 a un cuarto de siglo.

Así pues, el continuo desarrollo del comercio entre ambos países les otorga un enorme interés en mantener viva la cooperación, independientemente de los contratiempos irregulares. Hay espacio suficiente en el planeta para que ambas economías asciendan mientras tanto. A pesar de la deliberación abierta provincial que arrojó el impacto apagado en las relaciones fiscales de China y de la India, el comercio igual se ha ampliado después del vigésimo siglo. La 6ª ronda de intercambios, celebrada en septiembre de 2005, transmitió los cursos de acción a una etapa significativa. Cooperarea si relatiile fiscale fortificate dintre cele două ţări reprezintă multe aspecte esenţiale pentru cele două state. La India y China abarcan más enormes con intereses estratégicos comunes más críticos. Los agarrones normales que pueden reconocerse a través de la cooperación chino-india se unen a los focos centrales de China en aparatos mecánicos y mecánicos y en preparación, y las inclinaciones de India en programación y el negocio inventivo, hacen espacios de comparación para que los dos países se interesen en la especialización vertical y de nivel. Tanto China como la India son muy conscientes de la posibilidad de convertirse en países prósperos y principescos, y planean volver a situarse entre las grandes potencias mundiales en los ámbitos de la industria, el desarrollo, el comercio y el cambio fiscal.

La cooperación entre ellos, por mucho que se refuerce de forma constante y se centre en zonas específicas, contribuirá a la consolidación presupuestaria asiática, al afán habitual de hacer países y al bienestar del individuo en general. La perspectiva futura de las relaciones fiscales complementarias de China e India sería su compromiso a dos bandas en el ámbito de la economía. Su compromiso fiscal puede incitar el esfuerzo coordinado China-India en un par de otros niveles proporcionales, comunes e incluso globales fortaleciendo su asociación como un propulsor esencial en las cuestiones administrativas mundiales del siglo XXI.

1.2 Planteamiento del problema

Muchos académicos y economistas han destacado la contienda de las dos potencias emergentes más importantes de Asia como la contienda del siglo. Debido a su importancia geoestratégica, el enfrentamiento entre dos gigantes no es beneficioso para la paz y la estabilidad regionales ni mundiales. Existe una necesidad imperiosa de reconocer los intereses mutuos compartidos con un objetivo final específico para hacer avanzar la paz y la solidez en la esfera internacional. Su compromiso financiero puede impulsar la colaboración entre China y la India en otros ámbitos respectivos, provinciales e incluso mundiales, lo que fortalecería su asociación como un obstáculo importante en los asuntos gubernamentales del mundo del siglo XXI.

1.3 Hipótesis

La hipótesis propuesta para explorar el problema es la siguiente:
Una mayor cooperación económica entre China e India contribuiría a erosionar los sentimientos negativos de los Estados, reforzando la integración y la estabilidad regionales.

1.4 Cuestiones de investigación

Las preguntas de investigación propuestas para el estudio son las siguientes:

P1: ¿Por qué la cooperación económica es crucial para lograr la paz y el éxito en medio de China e India?

P2: ¿Qué repercusiones tienen la colaboración y la interdependencia económicas?

P3: ¿Cuáles son las barreras y limitaciones a los lazos económicos bilaterales chino-indúes?

P4: ¿Cómo influyen las perspectivas de compromiso económico en la relación política entre China e India?

P5: ¿Cómo se están viendo afectadas las relaciones bilaterales entre India y China por los demás países de la región?

P6: ¿Cuáles son los posibles escenarios de la perspectiva de compromiso económico China-India?

1.5 Importancia del estudio

La estructura regional depende en gran medida de la relación entre China e India, lo que la convierte en un tema de investigación muy interesante. En la era actual de la globalización, ningún país puede prescindir de las relaciones de intercambio bilateral. La investigación, de los tratos entre la República Popular de China y la república de la India, dentro del círculo financiero, de ninguna manera se percibe en la segregación. Aquí, a la mano, las ramificaciones de barrido se han encontrado para los países cuya defensa más recelos monetarios ser esencialmente conectados por toda la zona de Asia, en particular con la parte de EE.UU. y Pakistán.

1.6 Revisión bibliográfica

Las economías de más rápido crecimiento del mundo, China e India, son países cercanos que constituyen más del 33% de la población mundial. Se cree que las cualidades financieras de ambas naciones son comparables, ya que China se basa más en el equipamiento y los mercados físicos, mientras que India se basa más en la programación y la gama presupuestaria. Según las evaluaciones del Banco Mundial, y sobre la base de la igualdad de la fuerza de compra, China e India se han convertido en el segundo y cuarto mayores mercados del mundo, superando a los países desarrollados. Un informe del FMI del 21 de enero de 2015 predice que India superará a China como la economía de mayor crecimiento en 2016. En cualquier caso, la reunión bilateral de China e India sobre "China e India mantienen un crecimiento de alta calidad", celebrada en Nueva Delhi (India) los días 19 y 20 de marzo de 2012, garantizó un fuerte crecimiento en la economía mundial posterior a la crisis.[1]

La población y la demografía de un Estado, entre diversos elementos, controlan específicamente la dimensión latente del mercado y su sistema financiero, además de su propensión a la capacidad como motor del desarrollo y la mejora financiera mundial. Entre las naciones BRICS, China e India han sido nombradas como las naciones con mayor potencial de desarrollo en los próximos años. Ya en 2003, Goldman Sachs preveía que China e India se convertirían en la primera y

[1]"World Bank, IMF Chiefs to Visit India Later This Month. "Zee News. 11 de marzo de 2012. Consultado el 1 de enero de 2015. http://zeenews.India.com/business/index.html.

tercera economías más grandes en 2050, mientras que Brasil y Rusia ocuparían los puestos quinto y sexto.[2]

El 19 de septiembre de 2014, el presidente chino, Xi Jinping, declaró que China e India deberían ver con buenos ojos la cuestión fronteriza, así como otros asuntos pendientes de la historia. Los dos países deben esforzarse, mediante negociaciones amistosas, por encontrar una salida justa y mutuamente aceptable. Afirmó además que no habrá concesiones en materia de amistad y cooperación. China e India, como dos civilizaciones antiguas, tienen la capacidad y la astucia para descubrir los medios para que haya armonía entre los dos vecinos colosales .Con el fin de contribuir más al crecimiento económico mundial y a la gobernanza global, China e India deben utilizar nuestro propio crecimiento. China se apresura a apoyar la cooperación vital con la India teniendo en cuenta algunos componentes, como la reunión China-Rusia-India, los BRICS, el G20, la Organización de Cooperación de Shanghai y otros. El objetivo de la India de asumir un papel más dinámico en las Naciones Unidas y en el Consejo de Seguridad de la ONU es realmente adecuado para China. El mundo entero estará pendiente de si China e India se dan la mano. . Heredando y llevando adelante los Cinco Principios de Coexistencia Pacífica, Deberían reforzar la cooperación estratégica en el tratamiento de los asuntos globales. Ambos Estados deberían promover las ideas de igualdad soberana, equidad y justicia, seguridad común, crecimiento común, beneficios mutuos e inclusividad, para sostener los intereses comunes no sólo de los suyos, sino de los otros enormes países nacientes.[3]

Básicamente, India y China son dos de las civilizaciones más importantes de la Antigüedad. Sus relaciones comerciales se remontan al siglo VI d.C. El escritor Xingu Liu en su libro "Ancient India and Ancient China: Trade and Religious Exchanges A.D. 1-600" ha explicado las asociaciones entre los dos dominios antes de la era del siglo VI d.C. el período se manifestó por la difusión de la cultura y las normas religiosas como el budismo de la India a China, además de los diversos artículos de intercambio comercial.[4]

En el libro "China e India, conflicto o cooperación", los autores Sidhu y Yuan determinan una serie de temas clave, como la sospecha mutua y la percepción errónea, la frontera discriminada, la importancia del Tíbet y Sikkim, el comercio, el enfrentamiento por diversos tratados de no proliferación, el terrorismo, los papeles regionales de EE.UU. y Pakistán, y el impacto de la opinión pública nacional y los

---

[2]"BRIC Countries' Path to 2050. "GLOBAL SHERPA. http://www.globalsherpa.org/.

[3]"El Presidente Xi Jinping habla sobre las relaciones China-India". CNTV. 19 de septiembre de 2014. Consultado el 1 de enero de 2015. http://www.China.org.cn/.

[4]Liu, Xinru. Ancient India and Ancient China: Trade and Religious Exchanges, AD 1-600. Delhi: Oxford University Press, 1988. Delhi: Oxford University Press, 1988.

intereses especiales. No obstante, ven una inclinación en el camino hacia un enfoque más pragmático en Pekín y Nueva Delhi a la hora de administrar las disparidades junto con la escalada de intereses comunes.[5] Dado que el gigante emergente de Asia ha sido un irritante para Occidente en el orden mundial internacional, el autor en su libro "The Rise of China and India: A New Asian Drama" escudriña los impedimentos y oportunidades de una región apuntalada por el ascenso de China con India.[6] Centrándose en la región del sudeste asiático, el escritor Pankaj Jha en su libro "India and China in south East Asia "ha discutido la severa competencia y la especial cooperación entre India y China.[7]

El primer ministro indio, Narendra Modi, es un gran admirador del "modelo chino de desarrollo económico" y su gobierno ha puesto en marcha un programa para convertir a la India en un "centro manufacturero mundial". Por su parte, Xi Jinping considera a China e India como "los dos motores de la economía asiática" (Sep17, 2014).En referencia con un informe de (TOI) Times of India, 2 de marzo de 2014, el comercio de India (exportaciones e importaciones) con China fue de 7.000 millones de dólares en 2004, 38.000 millones en 2008 y 65.000 millones en 2013. Ambos Estados califican su relación de intercambio como "comercio de Sur a Sur" y ambos se han fijado el objetivo de alcanzar los 100.000 millones de dólares en 2015. Ambos son miembros fundadores del BRICS. Antes de los años fiscales 2012-13, EAU era el mayor socio comercial de India, sin embargo, China aparece como su principal socio comercial en 2008, 2011 y 2014.Según una declaración conjunta firmada el 9 de abril de 2010, China e India están tratando de crecer pacíficamente juntos y ambos lo llaman "una asociación estratégica y de cooperación para la paz y la prosperidad". En 2007, 2008 y 2013 se celebraron maniobras militares conjuntas entre las fuerzas militares de ambos Estados. Hay una serie de Diálogos Económicos Estratégicos (DEE) conjuntos entre ellos; el primero se celebró en 2011, el segundo en 2012 y el tercero en 2014. Ambos Estados mantienen intercambios regulares a nivel ministerial. China tiene previsto participar en proyectos nucleares indios por valor de 150.000 millones de dólares. En las zonas fronterizas, India y China han acordado un "Protocolo sobre las modalidades de aplicación de las MFC en el ámbito militar a lo largo de la ZLC". Xi Jinping declaró el 18 de septiembre de 2014 que para llevar nuestra muy deliberada así como acomodaticia empresa conjunta de armonía y serenidad en el camino hacia un plano superior, India y China mutuamente en busca de asociación.

---

[5]Sidhu, Waheguru Pal Singh, y Jing Dong Yuan. China and India: ¿Cooperación o conflicto? Boulder, Colo: Lynne Rienner Publishers, 2003

[6]Lam, PengEr. The rise of China and Indiaa New Asian Drama. Singapur: World Scientific, 2009

[7]Jha, Pankaj. India and China in Southeast Asia: ¿Competencia o cooperación? Nueva Delhi: Manas Publications, 2013.

Los Grupos de Trabajo Conjuntos que vinculan a dos Estados estudian las inversiones y las cuestiones relacionadas con el comercio. Los jefes de gobierno de ambos Estados formulan recomendaciones para ampliar la cooperación comercial y en materia de inversiones. Además del intercambio anual de visitas entre ministros de Asuntos Exteriores, los primeros ministros de India y China mantienen una línea telefónica directa para mejorar la comunicación. Desde que China es miembro de la Reunión Asia-Europa ARF, es decir, el foro regional de la ASEAN y la ASEM. Al mismo tiempo, China contribuye, junto con India, a la Cumbre de Asia Oriental (EAS). En cuanto al compromiso con la seguridad medioambiental, ambos Estados declararon en un comunicado conjunto "la cooperación bilateral en el ámbito de la atenuación del cambio climático y la adaptación al mismo" y decidieron reforzar dicha colaboración. Ambas naciones firmaron un Memorando de Entendimiento sobre Tecnología Verde en 2010.[8]

Evidentemente, los productores de enfoques de China e India han empezado a concentrarse progresivamente en las consecuencias sociales y políticas del intercambio bilateral. Se esperaba un intercambio común de 30.000 millones de dólares para 2010. No obstante, P.K. Basu evaluó críticamente las técnicas de desarrollo de India y China y anticipó que la participación financiera comúnmente ventajosa entre las dos economías cambiadas y la relación en desarrollo con fuerzas locales y mundiales deberían ofrecer un futuro más saludable.[9]

El primer ministro chino, Li Keqiang, ha destacado en la Comisión India de Asuntos Mundiales la apertura de nuevas puertas en la colaboración entre India y China. Según indicó el ejecutivo chino, ambas naciones han compartido intriga más que la diferencia de aficiones. Las dos partes han discutido sobre el intercambio y la asistencia a las empresas, y consintieron en abrazar grandes empresas de participación, incluyendo zonas modernas, rutas ferroviarias, ajuste en el intercambio respectivo y un esfuerzo coordinado financiero bien manufacturado en el medio de China e India. Leader destacó además la asociación de los dos principales mercados de China e India y habló de sus complementariedades. Anil K. Gupta y Haiyan Wang[10] , coautores de Getting China and India Right and The Quest for Global Dominance también han destacado la asimilación económica de China e India.

[8]"China e India: Asia's Budding Partnership or Growing Rivalray". IPRI Construyendo consenso. 3 de marzo de 2015. http://www.ipripak.org/.
[9]Parikshit K. Basu, (2007) "Evaluación crítica de las estrategias de crecimiento: India and China", International
Revista de Economía Social, vol. 34 Iss: 9, pp.664 - 677
[10]"Aprovechar las nuevas oportunidades en la cooperación India-China". Rediff.consultado el 5 de noviembre,
2014.<http://www.rediff.com/news/column/seize-the-new-opportunities-in-India-China-cooperation/20130522.htm>

Prevén que, para 2020, el nudo económico flanqueado por India y China desempeñará un papel clave en las considerables relaciones a dos bandas del planeta.

Teniendo en cuenta algunos factores perceptibles, la probable relación entre India y China implica la cooperación en aquellos campos que pueden ser beneficiosos para el ascenso pacífico de estos dos estados. Sin embargo, también existe la posibilidad de confrontación, antagonismo e incluso hostilidad en algunas otras áreas en las que los intereses respectivos de ambos gigantes entran en conflicto, por ejemplo, la disputa fronteriza, la relación con otros países, en particular Estados Unidos y Pakistán, sus políticas de cerco, la competencia por los recursos energéticos, la carrera armamentística nuclear, etc. Cooperando a nivel internacional, China e India encontrarían una convergencia de intereses en cuestiones como el terrorismo, el cambio climático, la reestructuración de las instituciones internacionales, la reducción de la dependencia de los países en desarrollo de los países desarrollados, la adopción de una postura conjunta en cuestiones de derechos humanos y la promoción del orden mundial multipolar.[11]

Los actuales planes institucionales de China e India y su entusiasmo auguran un futuro excepcionalmente prometedor para sus intercambios bursátiles, que pueden contribuir en gran medida al desarrollo de su certidumbre y al avance de su asociación clave a largo plazo.[12]

India representa un mínimo de más del 1% en el intercambio remoto agregado de China mientras que China representa ahora más del 5% del intercambio externo agregado de India, lo que hace que haya apuestas significativas para la cooperación común con respecto a la participación en su intercambio externo agregado.[13] A pesar del hecho de que China e India tenían intensos legados verificables, como un maestro chino acepta que los lazos de intercambio más arraigados y las estructuras monetarias complementarias no pueden garantizar la base rápida de un acuerdo de libre comercio (ALC) entre las dos naciones". El estado nación de la India mantiene estipulaciones particulares y, que las mercancías chinas aliviadas sumerjan los mercados de la India ha sido un motivo de angustia entre los grupos empresariales de la India. Hasta el momento persisten fracción en la que los dos estados de la India y China han ido entusiasta en los esfuerzos compartidos y en la actualidad, que abarcan las empresas comunes en los yacimientos petrolíferos de Sudán y las

[11]"India y China: Perspectivas y desafíos". Revista Internacional de Investigación en Ciencias Sociales

Vol. 2(8), 48-54, agosto (2013).

[12]M. K. Venu, "Strategic cooperation defines our ties", entrevista con el embajador chino Sun Yuxi, The Economic Times (Nueva Delhi), 22 de septiembre de 2005, p. 10.

[13]"Likely Sino-Indian FTA Conducive to Nation", China Business Weekly, Pekín, 12 de abril de 2004, p. 1.

empresas petroleras de Kazajstán. En enero de 1993, el primer proyecto conjunto entre la China Metallurgical Import Export Corporation y la Mideast Integrated Steel Limited de la India se llevó a cabo en Orissa.[14]

Las prometedoras empresas externas y el rápido desarrollo de los intercambios hacen que las conexiones monetarias sean más sólidas entre India y China. [15]El intercambio respectivo entre India y China, que en 2000 fue de dos mil noventa y dos millones de dólares estadounidenses, se amplió a cincuenta y uno coma ocho desde los dos mil novecientos noventa y dos millones de 2008, convirtiendo a China en uno de los mayores cómplices de India en el intercambio de productos, suplantando a Estados Unidos. Para el compromiso financiero y empresarial de India con China, hay una serie de componentes institucionales que incluyen, (JSG) un Grupo de Estudio Conjunto para examinar las complementariedades potenciales entre las dos naciones en la participación monetaria y extendida (JEG) monetaria común establecer hacia el comercio y las relaciones financieras, la innovación y la tecnología, con el fin de averiguar la viabilidad del Acuerdo Comercial Regional bilateral Grupo de Trabajo Conjunto (JTF), además de la India-China Diálogo Estratégico y Económico (SED). Demostrando sus complementariedades, las relaciones comerciales y teóricas entre India y China han aumentado rápidamente en los últimos años.[16]

Narendra Modi, Primer Ministro de la India, y Xi Jinping, Presidente de China, se reunieron en Nueva Delhi. En su conversación particular, el Sr. Xi se mostró firme a la hora de llevar el florecimiento a Asia y crear perspectivas para el mundo. Los pioneros subrayaron que, mediante un esfuerzo conjunto, también pueden prosperar económicamente. Además, hicieron hincapié en aumentar la participación a través del intercambio y la especulación. En su intervención ante los medios de comunicación en la reunión oficial, el Presidente chino, Xi Jinping, anunció que entre los principales objetivos de mi primera visita a India, el principal es hacer avanzar nuestra relación.[17]

Obviamente, los dos antiguos avances humanos permanecieron en silencio durante mucho tiempo. Poco después, la era de la colonización occidental acercó el

---

[14]"Beijing establishes joint venture in India", Xinhua, citado en Foreign Broadcast Information ServiceChina-93-013, 22 de enero de 1993, p. 15.

[15] "China e India: Mayor integración económica". China Business Review.consultado el 16 de noviembre,
2014. <http://www.Chinabusinessreview.com/China-and-India-greater-economic-integration>

[16]"IndiaChina Economic Relations" (Relaciones económicas entre India y China). Consultado el 20 de noviembre de 2014.<http://ris.org.in/personnel/faculty/259 .html>

[17] "NarendraModi urge a resolver la disputa fronteriza mientras el presidente chino Xi Jinping invita a Modi a China | Últimas noticias y actualizaciones en Daily News & Analysis". Adn. Consultado el 5 de abril de 2015.< http://www.dnaIndia.com/India/report-chinese-president-xi-jinping-arrives-in-India-for-3-day-visit- narendra-modi-en-gujarat-para-recibir-lo-2019289>

debate entre estas dos regiones, lo que provocó una guerra en 1962. En la actualidad, la afinidad de estos titanes en ascenso gira en torno al conflicto y la competencia diligentes. Desde hace años, el rápido desarrollo de los respectivos intercambios ha convertido a China en el mayor cómplice comercial de India. La organización de noticias china explicó el 2 012-11-26 que, sin tener en cuenta el debate marginal, India-China comparten las perspectivas de colaboración. En un sentido general los resultados potenciales financieros inexplorados de las dos naciones estarían implicando el potencial gigante para el desarrollo de intercambio constante. La narrativa de los lazos recíprocos entre China e India podría ser más de colaboración que de enfrentamiento. Con el fin de avanzar en la colaboración bidireccional en una serie de campos, junto con el marco, la innovación y la vitalidad, la segunda ronda de su diálogo financiero clave celebrada en Nueva Delhi. Las empresas básicas, aunque problemáticas, de recuperar el empleo de las personas y mejorar sus economías excepcionales han enseñado la confianza en las dos naciones para mantener sus lazos financieros incesantemente explosivos.

Tanto China como India comparten el mismo folio para respaldar la imagen de los Estados creadores en las reuniones mundiales, como el FMI y el BM. Ambos países deben ser conscientes de que tal vez tarden años en encontrar una respuesta a sus acuciantes problemas regionales. Sea como fuere, los pioneros de la India y China están dispuestos a dar respuesta a este dilema. Tienen la idea de que el mundo es lo suficientemente grande como para que tanto China como la India construyan sus economías mezclando fluctuaciones.[18]

Con ambos lados animados para estirar la cooperación sobre la contención, el primer ministro chino declaró "la planta del mundo y la oficina trasera del mundo" completó una mezcla triunfante, saludando a las asociaciones de la república de la India hacia la República Popular de China, además de prometer financiación muy obligado para el establecimiento progresión. A pesar de su estado separatista de línea dura, Nerandara Modi ha intentado su mejor en la restauración de la economía de mercado sleeting de la India que los pros declaran han mantenido alrededor del establecimiento weedy. Periphery problems are on the bargain table meant for the visit of Chinese prime minister Mr. Xi, yet China and India in cooperation pronounced that both states equally need to concentrate on money related coordinated effort, with India searching for Chinese sponsoring for an update of its slight rail lines and investment in nuclear vitality. En un artículo del diario indio The Hindu se afirmaba que "las relaciones entre China y la India se han convertido en una de las más dinámicas y prometedoras del siglo XXI". Los nuevos funcionarios de la India dieron alojamiento de primera a Xi Jinping en el lugar donde vivió su

[18]"China e India comparten amplias perspectivas de cooperación a pesar de las disputas fronterizas". - Xinhua. Consultado el 12 de abril de 2015.

infancia, y el presidente de la República Popular China instigó la "visita de la mujer" con la cooperación bilateral tratando de reorganizar la asociación entre los enemigos de Asia.[19]

D. A. Mahapatra es un corresponsal indio vinculado anteriormente a las universidades de Jammu, Mumbai y la Universidad Central de Punjab. Actualmente está asociado con la Universidad de Massachusetts en Bos. En uno de los artículos de inclinación de RIR (informe de Rusia e India), Debidatta Aurobinda Mahapatra ha puesto complemento en los resultados concebibles de la resistencia de China e India y el esfuerzo conjunto de seguridad .La visita del pionero chino, y la inevitable visita del pionero indio a China, fortificará aún más la relación. Es posible que la creciente coincidencia de intereses lleve a ambas zonas a desarrollar una metodología conjunta sobre distintas cuestiones. Desde la perspectiva común, sería encantador observar cómo ve Pakistán la creciente bonhomía entre India y China. Se trata de una especie de triángulo complejo en el que los tres territorios -China, India y Pakistán-, a pesar de sus vínculos crónicos y sociales desde hace mucho tiempo, han acabado en conflicto a la hora de definir sus políticas mutuas. Para añadir a un plan corriente para luchar contra exacerbaciones como la indigencia, el terrorismo, el fundamentalismo religioso, etc., lo más concebible sería que India, China y Pakistán se reunieran periódicamente. Puede que tarde algunos años más, pero los indicios no son tan repulsivos. Sin embargo, con los planes chinos hacia las partes particulares y vecinas y el Primer Ministro de la India pasando por Pakistán pronto con un acuerdo agradable en la captura de una metodología de mente tranquila hacia los problemas locales, la posibilidad de desarrollar el siglo asiático no puede ser un largo camino detrás.[20]

El libro "China, India and united states rivalry for vitality assets" ha aclarado las posibilidades de una futura participación o rivalidad entre China, India y EE.UU. que puede basarse en algunas perspectivas. Hay una necesidad crítica de fortalecer la participación, sobre todo porque India y China siguen atormentadas por dificultades comparativas de vitalidad. El reconocimiento mutuo de sus problemas habituales llevaría a Estados Unidos, China e India a encontrar fórmulas para reducir sus disparidades. En general, existe un espacio seguro para el interés entre China e India en el círculo de la esencialidad . Dado que los mercados de productos esenciales están realmente interrelacionados, los distintos planes de juego que mejoran la seguridad

[19]"China's Xi makes maiden India Visit, Seeking to Reset Ties - The Express Tribune". The Express Tribune Chinas Xi Makes Maiden India Visit Seeking to Reset Ties Comentarios. 17 de septiembre de 2014. Consultado el 10 de marzo de 2015.

[20]"Perspectivas de la cooperación India-China en materia de defensa y seguridad", Informe Rusia&India.
Informe.Consultado el 16 de abril de 2015.<http://in.rbth.com/articles/2012/09/10/prospects_of_India-China_defence_and_security_cooperation_17549.html>

de los productos esenciales de China rediseñan de forma similar la de India, y al revés. Los clientes de bienes esenciales de todo el mundo deberían acoger con satisfacción la afirmación de apoyo que desarrolla la seguridad de los bienes esenciales en ambos países. Además, el esfuerzo conjunto chino-indio en Sudán pone de relieve el entusiasmo de dos países por colocar activos en rangos de alto riesgo o cuestionables, además de reconocer tasas de rendimiento que son más terribles de lo normal recordando el objetivo decisivo de familiarizarse con las recuperaciones.

Los dos países aparecen de forma diferente en relación con cuestiones relativas al comercio y la progresión, la Organización Mundial del Comercio, el acuerdo de deliberación abierta generalizada, las declaraciones empresariales regionales/impulsadas, la subcontratación, el esfuerzo global, la hipótesis exterior. Las revelaciones muestran que, a pesar de que sus enfoques privados para gestionar las cuestiones presupuestarias varían, China e India mantienen posiciones prácticamente idénticas a nivel general en varios problemas principales, recuperando las imágenes que existían en medio del rápido periodo posterior a la Segunda Guerra Mundial. La cooperación entre China e India podría dar actividad en la lucha contra el cambio monetario en los países productores. (Libro: China India and overall monetary appeal) Las relaciones comerciales y de esfuerzo entre India y China se han desarrollado rápidamente a lo largo de los últimos años. En la actualidad, es concebible que sea necesario establecer una serie de marcos a favor de los acuerdos comerciales sin problemas y con tendencia a no imponer obstrucciones, para examinar la latente además de la razonabilidad de la estructura destinada a cambiar los acuerdos comerciales separados y esfuerzo.

La investigación y el sistema de información para los países en vías de desarrollo han instigado esfuerzos preliminares, frente a estas líneas. La disertación deliberada sobre "A Road to Common Prosperity-Examination of an FTA amidst India and China" del 10th & 11th de marzo de 2003 bajo la dirección del Sr. Li. W, ha sido concebido y presentado en el simposio mundial sobre "La construcción de una nueva Asia: Hacia una Comunidad Económica Asiática". La investigación y el sistema de información recomiendan además realizar un estudio sobre la importancia de un acuerdo de libre comercio entre India y China. El sistema de investigación e información también evaluaría la magnitud de la propuesta de Kunming desde el punto de vista indio. Se han creado un par de asociaciones con las asociaciones de investigación chinas, que se reforzarán aún más en el próximo año.[21]

Teniendo en cuenta su periferia probada, la rivalidad nuclear, la contención por el efecto en Asia, su creación de relaciones relacionadas con el dinero a pesar de

[21]"India-China Economic Relations. Relaciones económicas India-China. Consultado el 16 de febrero, 2015. <http://ris.org.in/personnel/faculty/259.html>

las cuestiones internas, la relación entre estas dos fuerzas tendrá un impacto significativo en la seguridad y el florecimiento de la zona, y los intereses esenciales de Estados Unidos. Sin embargo, los movimientos de la relación chino-india son minuciosamente percibidos por los estadounidenses. Bardhan examina los cambios monetarios de los dos países, la ilustración y síntesis del avance de cada nación y los problemas que afectan a sus plantas, maquinaria, infraestructuras y efectivo. Considera cómo estas variables afectan a la indigencia, la asimetría y el medio ambiente de China e India, cómo las partes políticas dan forma a la muestra de florecimiento de la empresa privada de cada país, y cómo la enorme desesperación que disminuye en ambos países es esencialmente a la luz de los componentes del vecindario - no el compromiso general, como la mayoría reconocería. El pensamiento Indo-Pacífico que permite a la India ser un cómplice directo en lugar de un cómplice de la trama de los EE.UU., Se ha pedido "espectáculo certificable de potencias asiáticas" que agarre juntos América, así como China va en el camino para afirmar la defensa del océano dentro del Océano Índico y que requieren para forte orquesta de seguridad imparcial en la zona.[22]

Por supuesto, China siempre ha adoptado una metodología exterior de mente tranquila hacia su vecindario. Al realizar vivamente el movimiento del Cinturón de la Ruta de la Seda, China ha sido realmente valiente en su enfoque de vecindad. Ha estado tratando de impulsar sus relaciones con cada estado vecino.[23]

En 2013, la asociación clave y complaciente significó para la tranquilidad y prosperidad entre dos estados India y China. Más resultan ser más significativo, con intercambios y apoyo alcanzado en todos los fragmentos. Los dos países defendieron una estrecha coordinación y relación en esfuerzos cercanos y globales. Ambos países mantuvieron un estrecho contacto en las relaciones regionales y globales, por ejemplo, en las Naciones Unidas, el G20, el BRICS, el BASIC y el marco China-India-Rusia. Contribuyeron a impulsar la Ronda de Doha de la OMC, intentaron abordar el cambio natural, el terrorismo y la seguridad alimentaria y esencial, y protegieron los intereses fundamentales de ambos países y de los países en vías de desarrollo teniendo todo en cuenta.[24]

1.7 Metodología de la investigación

El estudio utilizará técnicas subjetivas y cuantitativas para la exploración. El examen

---

[22] "China - Artículos". India y China,Noticias IndiaChina,Política IndiaChina,Temas IndiaChina,Problemas IndiaChina,Política Exterior China. Consultado el 16 de abril, 2015 .<http://www.ipcs.org/region/China>

[23] "Previsiones del IPCS: China en 2015". Institute of Peace & Conflict Studies.Consultado el 10 de enero de 2015.

[24]China e India". Ministerio de Asuntos Exteriores de la República Popular China. Consultado el 1 de enero de 2015.

cuantitativo contiene información objetiva sobre el intercambio entre India y China, mientras que la investigación subjetiva se centra en los posibles resultados de la colaboración y la confianza entre China e India, la comprensión del intercambio entre India y China y los deseos de intercambio. Al concentrarse en la interpretación subjetiva, este estudio, a través de esas percepciones , tratará de comprender un fenómeno más amplio y la naturaleza polifacética de una relación interrelacionada, teniendo en cuenta las conexiones auténticas, financieras, políticas y contemporáneas.

Además, el estudio se basa en un enfoque de pensamiento inductivo en el que se propone una teoría en el primer paso del examen, seguido de la formulación de hipótesis y la investigación posterior. Para descifrar el resultado, se ha utilizado tanto información esencial como opcional. Se ha utilizado información esencial, como reuniones, cifras de intercambios, informes y archivos, así como fuentes de información opcionales, para desglosar las posibilidades de relación financiera entre India y Botón.

1.8 Organización del estudio

En este documento, la sustancia se aísla en seis secciones. La sección principal es la presentación del tema, dentro y fuera de examen. La sección $2^{(nd}$) de la disposición hipotética, maneja la comprensión hipotética de la edición, se concentra en la idea del deseo de la relación y del intercambio en el ajuste de la participación recíproca de China y de la India en el districto. La tercera sección trata de las relaciones recíprocas de China e India en la conexión crónica. La cuarta sección investiga la colaboración como plausibilidad entre estas dos economías en desarrollo de Asia. La quinta parte proporciona información sobre las sugerencias y posibilidades de las relaciones financieras entre China e India. La sexta parte finaliza el estudio y ofrece descubrimientos y sugerencias para ambas naciones.

Capítulo 2

MARCO TEÓRICO

La principal sospecha que se desprende del estudio es que tanto India como China necesitan colaborar y confiar la una en la otra con el objetivo final específico de apoyar sus economías, ya que India puede explotar la economía en desarrollo de China en Asia e India puede servir como un cliente de negocios impresionante para China. La segunda sospecha sobre India y China es que deberían colaborar entre sí en lugar de rivalizar. Se construirán empresas comunes y se creará un entorno más útil que facilitará la mitigación de los deprimentes reconocimientos y la psique que también se encuentra en el plano de las dos naciones, como la hipótesis de la asociación y la hipótesis del deseo de intercambio que enfatiza que el intercambio abierto sería capaz de comunicar armonía y paz a los países marciales.

2.1 Teoría de la interconexión/interdependencia

En tiempos de globalización, cada nación depende de las demás, ya que los beneficios y el desarrollo no pueden lograrse por medios letales. Esto se ha logrado como resultado de cumplir las expectativas de unos con otros para ayudar a la economía. Por lo tanto, dio la concepción a la hipótesis de la dependencia compleja que está en vista de las relaciones globales. Esta hipótesis fue detallada por Joseph Nye y Robert Keohane en Power and Interdependence: world politics in transition (Poder e interdependencia: la política mundial en transición), que sostienen que las fortunas de las naciones están casi ligadas, lo que diagrama la dependencia de una nación respecto a otra y pone en marcha la colaboración entre naciones en lugar de la rivalidad. La economía mundial está dando importancia a la liberalización de los intercambios, que está derribando los obstáculos de los intercambios para apreciar las ventajas. Esta hipótesis refuerza la vida tranquila y la colaboración. La principal recomendación de las relaciones complejas se basa en los canales de alcance que unen los diversos órdenes sociales del mundo y se está construyendo una red de colaboración que, en consecuencia, hace que las naciones se asocien. Esta asociación vincula a los grupos administrativos y no legislativos de dos estados. Esta hipótesis de relación compleja acaba con la probabilidad de guerra entre estados industrializados.

La relación entre India y China a través del compromiso financiero y la colaboración podría generar ventajas comunes para ambas provincias. Ambas están mejorando su dependencia a través del intercambio; sin embargo, las cuestiones políticas obligan a la interdependencia. Las disputas entre India y China pueden superarse si se mejora el intercambio. Después de las responsabilidades financieras bilaterales, la dependencia del intercambio entre ambas naciones impulsará la solidez en la zona, ya que hay riesgos difíciles de gestionar los problemas de contención con mano de hierro, es decir, el poder militar.

2.2 Teoría de las expectativas comerciales

Dale C. Copeland ofrece una forma alternativa de tratar la asociación de intercambio y el deseo de intercambio utilizado. La hipótesis de la expectativa del intercambio se ajusta aclarando la idea de la relación monetaria, mezclando la suposición liberal de que las ventajas del intercambio pueden producir un beneficio de paz para evadir la guerra con el enfoque de la escuela realista de consideraciones de que los estados pueden ser arrastrados a la guerra para asegurar sus productos vitales por los gastos concebibles de estar cesando ellos mismos. El total de ventajas y gastos esperados del absolutismo frente al intercambio descubre el propósito genuino de la dependencia que experimenta un estado, la desvinculación completa del intercambio puede hacer que un estado soporte no sólo los gastos de la reorganización de su economía a la nueva etapa, además, se pierden las ventajas que se van a obtener del intercambio [25].

Además, la hipótesis del deseo de intercambio adquiere otra variable causal, es decir, la probabilidad del futuro intercambio, experimentando su impacto en la estimación completa concebible de la alternativa de intercambio si un estado elige evitar la guerra. Complementa la apariencia alterada en autenticidad y radicalismo de los niveles de confianza en cualquier momento, con el pensamiento de los deseos y planes dinámicos de las autoridades ante lo que está por venir. 41 Copeland sostiene además que las nuevas expectativas pueden coordinarse mediante el pensamiento paralelo de los futuros deseos de intercambio y los niveles de asociación[26].

La colaboración y las garantías de intercambio entre China e India son de gran importancia, ya que esta zona está adquiriendo cada vez más relevancia en el ámbito legislativo mundial. Cuestiones como la naturaleza de la seguridad son de interés a la luz del hecho de que tiene un efecto sobre las relaciones monetarias mundiales. Por lo tanto, es útil para diseccionar la asociación de intercambio en expansión y el deseo entre dos naciones bajo la lente de la autenticidad - radicalismo bromas en la hipótesis universal.

2.3 Debate

Los liberales opinan que la dependencia monetaria puede reducir las posibilidades de un enfrentamiento amueblado entre dos Estados, ya que las ventajas y los puntos de interés que se derivan del intercambio son mucho mayores que los resultados de los movimientos de fuerza. Mientras que, en la columna contraria, los realistas opinan que una dependencia monetaria más notable puede aumentar las posibilidades de guerra. El presente

[25]Dale C. Copeland, "Economic Interdependence and War: A Theory of Trade Expectations", international security, Vol. 20, No.4, primavera de 1996.
[26]Ibid.

La organización del mundo es de naturaleza anárquica, por lo que los estados están en constante estado de aprensión para mantener su seguridad. Los estados se ven a sí mismos como más indefensos y son propensos a ir a la guerra si se produce una situación de dependencia. Aunque ambas escuelas de pensamiento tienen sus ventajas y sus inconvenientes. Acepto la hipótesis de la escuela radicalista como la más adecuada en este estudio para gestionar la conexión financiera y la seguridad de dos naciones.

Los liberales sostienen que la asociación entre estados puede cultivar la paz; sin embargo, sólo es concebible cuando los altos niveles de intercambio son normales por los estados en el futuro que es predecible. Mientras que la metodología realista es muy sorprendente, los realistas opinan que cuando los estados que están estrechamente relacionados confían en que el intercambio será severamente defensivo o los deseos de intercambio para el futuro son bajos, los estados que están estrechamente relacionados serán los que idealmente desencadenarán la guerra debido a su preocupación por perder los recursos vitales y financieros que fortalecen su seguridad a largo plazo. Para decirlo claramente, dependiendo de los deseos de intercambio en el futuro, la dependencia ampliada no puede iniciar la paz ni desencadenar la guerra.[27]

Las dos escuelas de pensamiento más destacadas en Relaciones Internacionales, la realista y la radical, aceptan que su clarificación se basa en si el intercambio y la dependencia financiera fomentan la creación de conflictos o tienden a reducirlos. Los realistas afirman que habrá un increíble problema de seguridad como consecuencia de la intensificación de las asociaciones, lo que finalmente provocará más enfrentamientos. Los liberales, por su parte, afirman que el aumento de las asociaciones puede provocar menos enfrentamientos entre Estados. En consecuencia, los escritos accesibles se centran en la discusión civil entre realistas y radicales, que ponen su peso en el dilema desorden/seguridad y en la hipótesis de la paz justa.[(28)]

La escuela realista de pensamiento declara que su modelo de choque de intercambio es adecuado y fortalece hipótesis significativas de global, ya que en este arreglo anárquico del mundo la vulnerabilidad reforzada estará allí como un efecto secundario de la asociación intensificada que eventualmente provocará choques militares expandidos. Aclaran la razón argumentando que no obtendrán el beneficio que les corresponde en el caso de intercambio de la asociación financiera ampliada, lo que dará lugar a enfrentamientos militares entre estados.[29]

El partidario más observable de la escuela de pensamiento realista, Kenneth Waltz, expresa que "la asociación estrecha acerca la proximidad del contacto y aumenta las posibilidades de choque periódico". Además, a lo largo del tiempo, numerosos investigadores

---

[27]Ibid.
[28]Katherine Barbieri y Gerald Schneider, "Globalization And Peace: Assessing New Directions In The Study Of Trade And Conflict", Journal of Peace Research, Vol.36, No.4, 1999: 387-404.
[29]Ibid.

dedujo que las naciones tienen una alta probabilidad de guerra en el caso de que se presenten más al intercambio con otro estado. La idea que subyace a este punto es que, mediante la liberalización del intercambio y la apertura del intercambio multilateral, disminuye la dependencia respectiva de cualquier nación a expensas de un enfrentamiento bilateral, por lo que existe una alta probabilidad de que el intercambio ampliado provoque un enfrentamiento militar, especialmente en el caso de las naciones que están en coherencia terrestre entre sí. El estudio más conocido demuestra que la ampliación de la asociación monetaria puede intensificar los enfrentamientos[(30).]

A pesar de que este tipo de estudio es a todas luces sensato, existen algunas deficiencias fundamentales que deben subsanarse. En primer lugar, a pesar de que un Estado puede intercambiar mercancías de numerosos países diferentes en el marco de un intercambio multilateral, es redundante que disminuya la dependencia recíproca de una nación específica. Por ejemplo, si dos estados están incluidos en el intercambio de armas respectivamente, independientemente de la posibilidad de que un estado esté incluido en el intercambio multilateral con diferentes naciones, la dependencia de los estados no disminuirá que es en la nación principal para las armas.

Además, el coste de la disputa entre Estados será satisfactorio para las actividades de los Estados y los movimientos hacia otro Estado; esto podría evitar los enfrentamientos militares. Barbieri sostiene que la ampliación de las relaciones mejora los enfrentamientos militares o el debate interestatal movilizado. Cambió la estimación y el prerrequisito hipotético del estudio. Al observar este cambio y controlar la dependencia fugaz, puede haber un respaldo real a la perspectiva de los liberales de que la asociación monetaria puede repercutir en la disminución de los enfrentamientos militares[.(31)]

Por el contrario, los estudiosos del concepto de laissez-faire en el contexto de la interdependencia monetaria se remiten a las obras de Montesquieu y Kant, centradas en el análisis coste-beneficio y los efectos de la liberalización del comercio, argumentando que las posibilidades de conflicto armado pueden limitarse mediante la interdependencia económica[32]. Este argumento se basa en la relación de que los beneficios del comercio serán mayores que los resultados de la agresión. Los liberales opinan que el comercio puede promover la paz porque la violencia y la agresión conllevan grandes costes que las naciones no pueden permitirse pagar. El comercio proporciona ganancias y beneficios a ambos países, que pueden perderse si estalla la guerra entre estados.

[30]Katherine Barbieri, "Economic Interdependence: A Path To Peace Or A Source Of Interstate Conflict?", journal of peace research, Vol. 33, No.1, 1996: 29-49.
[31] John R. O, y Bruce Russett, "Assessing The Liberal Peace With Alternative Specifications: Trade Still Reduces Conflict," journal of peace research, Vol. 36, No. 4, 1999: 423-42.
[32] "Globalización y paz: Assessing New Directions In The Study Of Trade And Conflict", Op. cit.

Los liberales pueden preguntarse una cuestión fundamental: ¿por qué los Estados entran en guerra si el intercambio común ofrece ventajas a ambas naciones? La desgracia es de Estado en la remota posibilidad de que lo hacen como tal. Es difícil para un estado comenzar una contención con un cómplice del intercambio en los argumentos que los puntos del bienestar del interés se pueden poner en juego. En el caso de que esta razón sea sana, no es capaz de aclarar por qué se produce un enfrentamiento militar si se produce un intercambio ampliado. Este es el punto en el que la escuela liberal de pensamiento se vuelve frágil. Sin embargo, la razón del investigador que expresa que está asociada favorecería al comerciante frente al ataque.[(33)]

Hay algunos detractores de la escuela liberal de pensamiento que proclaman que hay ciertos casos en los que puede observarse un aumento de los conflictos militares junto con un aumento de la interdependencia económica. Los estudiosos explican esta incoherencia introduciendo otras condiciones y variables que pueden llevar el comercio a un conflicto. Son el tamaño de una nación y la distancia que las separa[34]. Condiciones como la existencia de información asimétrica también pueden influir en la relación de conflicto comercial[(35).] Los resultados contradictorios de la apertura en el comercio bilateral y multilateral[36] y la inclinación al conflicto de los líderes elegidos democráticamente en comparación con los líderes autocráticos son algunos otros factores que dan lugar a diferencias de intereses.[37] En algunos casos, variables como "conflicto" y "comercio" pueden afectar a los resultados de la investigación cuando algunos utilizan la dependencia comercial para medir el comercio y otros la apertura comercial o la cuota comercial[38] y algunos consideran la eficacia del comercio como variable. Así que los liberales han intentado explicar los fallos de los resultados que muestran que la interdependencia refuerza el conflicto militar en lugar de reducirlo.

[33] "Interdependencia económica y guerra: una teoría de las expectativas comerciales", Op. cit.

[34] Solomon William Polachek, y et. al, "Liberalism and interdependence: Extending the trade-conflict model", *Journal of Peace Research,* Vol. 36, No. 4, 1999: 405-22.

[35] "Interdependencia económica: ¿Un camino hacia la paz o una fuente de conflictos interestatales?", Op. cit.

[36] Philippe Martin, y et. al, "Make Trade Not War?", *Review of Economic Studies,* Vol. 75, No. 3, 2008: 865-900.

[37] Christopher F. Gelpi, y Joseph M. Grieco, "Democracy, Interdependence, And The Sources of The Liberal Peace," *Journal of Peace Research,Vol.* 45, No. 1, 2008: 17-36.

[38] Erik Gartzke, y Quan Li, "Measure For Measure: Concept Operationalization And The Trade Interdependence-Conflict Debate", *Journal of Peace Research,* Vol. 40, No. 5, 2003: 553-71.

Capítulo 3

RELACIONES INDIA-CHINA: PANORAMA HISTÓRICO

Si echamos la vista atrás miles de años en los antiguos lazos sino-indios, su interfaz bilateral es evidente desde el siglo II a.C.. Esa interfaz inicial se clasificó en intercambio material, espiritual y cultural. El orden cronológico de las relaciones bilaterales sino-indias es el siguiente:

3.1 Época antigua y medieval

Desde el siglo II a.C., los estados de China e India mantenían relaciones de intercambio. La antigua Ruta de la Seda contribuyó increíblemente al comercio social entre China y Occidente. Desde el siglo II a.C. hasta el siglo XV d.C., se produjeron magníficos avances entre China, India, Grecia, Persia y Roma a lo largo de esta popular ruta de intercambio, convirtiendo la ruta en un impresionante "puente social" entre Asia y Europa. Los verdaderos indicios de los lazos bilaterales podrían trazarse desde la línea Han del 206 a.C. al 220 d.C. Durante la tradición Han, uno de sus agentes, Zhang Qian, afirmó que había visto palos de bambú y prendas de vestir confeccionadas en la provincia de Sichuan y preguntó a la gente de dónde procedían, a lo que la gente respondió que eran de Shendu (Sindhu para la India). En los siglos IV y V, en la época del emperador Han, existía una ruta marítima entre China e India. Los barcos chinos navegaron a través del Océano Índico y la expansión de las actividades de navegación de los chinos en el sur es un hito en la historia comunicativa de China y los países extranjeros.[39]

En medio de las administraciones Yan y Tang, se crearon más relaciones de intercambio. Los ejercicios marítimos estaban en la cima. La observación de las estrellas, el movimiento, la sociedad y la innovación de la India avanzaron hacia China. This two ways interface was checked by another illustration of rough sugar China had yet it was denied of innovation for the better usage of unrefined sugar. La innovación en la producción de azúcar pasó de la India a China. Las raíces de la comunicación ya se habían establecido entre China y la India. Además de abrir muchos centros comerciales y conexiones de la materia, así que otra conexión era la llamada conexión religiosa. Aquí este último vínculo persuadió a realizar numerosas peregrinaciones espirituales de China a la India y viceversa. [40]

---

[39] Deepak, B R. "India-China Relations: An Overview. " inIndiaChina relations, 03.S.B.Nangia, 2001.
[40] Ibd

En el siglo XVIII, los británicos trazaron una frontera entre el lago y la circunvalación de Karakorum, que incluía una "meseta desolada". China hizo caso omiso de esa línea en y a mediados de la década de 1890 reclamó Aksai Chin, que posteriormente fue reclamada por India. Ambos gigantes emergentes de Asia resistieron contra la dispersión económica y el imperialismo durante el mismo periodo de tiempo desde principios del siglo XX. Por aquel entonces, India se independizó en 1947 y China fue unificada por el partido comunista chino PCCh en 1949. [41]

Los dos países compartían entonces sentimientos antiimperialistas. India fue el primer país en reconocer la república popular de China. Desde la disciplina de la tecnología, la ciencia y una serie de otros campos, tanto India como China se han beneficiado mutuamente por encima de ese intercambio espiritual y material. Su entendimiento mutuo se ha visto reforzado por las visitas cruzadas de sus embajadores culturales, que han demostrado ser un punto de referencia crucial para su historia moderna. Algunos importantes factores internos y externos han arruinado la belleza de los lazos establecidos entre China e India. Los desafíos internos y la expansión colonial occidental han sido factores significativos. Sin embargo, ambos extendieron su apoyo mutuo en la lucha contra el imperialismo. El acontecimiento de la primera guerra de independencia de India y el levantamiento Taiping en China llevaron a China e India a colaborar y provocó además la compasión mutua en su lucha frecuente. La era de 1905-1947 estuvo marcada por la visión de amistad y asociación de Nehru para explorar el potencial económico. A pesar de la guerra civil en China y otras realidades del terreno, la República Popular China fue reconocida por India como un régimen legal.

Las relaciones diplomáticas bilaterales se desarrollaron desde que India reconoció a China en 1950. Para una mejor comprensión de los lazos sino-indios, la visión general de las relaciones bilaterales desde 1950 puede dividirse en cuatro partes.[42]

> La etapa inicial 1947-59
^ Relaciones deterioradas y frágiles (1959-88)
^ Rajiv Gandhi, una era de coexistencia pacífica (años 80)
^ Pruebas nucleares y relaciones con India (años 90)
^ Refrendo de las relaciones bilaterales (a partir de 2000)

---

[41]Frankel, Francine R. "Legacies of History in Ndia-China Relationship". En The India-China Relationship: Rivalry and Engagement. Nueva Delhi: Oxford University Press, 2004

[42]Arif, Sheikh Mohd. "A History of Sino-Indian Relations: From Conflict to Cooperation", Revista Internacional de Ciencias Políticas (2013).

3.2 La etapa inicial 1947-59

La etapa inicial de los lazos bilaterales históricos, de 1947 a 1959, estuvo marcada por el entendimiento mutuo. China apreció la política india de no alineación, por otra parte, en la Asamblea General de la ONU, India insistió dos veces en la restauración de la membresía de China en la ONU . De nuevo, durante la Guerra de Corea, India se opuso a la resolución de la ONU que restringía a China como estado antagonista. De nuevo, durante la guerra de Corea, India se opuso a la resolución de la ONU que restringía a China como estado antagonista. Fue después de la Guerra de Corea cuando China correspondió declarando a India como jefe del comité de repatriación de los prisioneros de guerra. Además, el 29 de abril de 1954, China e India firmaron un acuerdo comercial basado en las cinco P, es decir, en el principio de coexistencia pacífica. Sin embargo, la diferencia de opiniones sobre las reclamaciones territoriales mutuas fue un factor irritante en los fluidos lazos sino-indúes. Aunque India lamentaba la acción china en Tíbet y pedía una resolución pacífica, esta cuestión se resolvió cuando India reconoció Tíbet como parte integrante de China en 1954.[43]

En el contexto de las limitaciones militares de India y de su cultura política, Nehru prefirió adoptar un enfoque amistoso hacia China. Que Nehru fuera ingenuo respecto a las intenciones chinas no significa que no midiera con ingenio la política exterior de Pekín. Esto se denominó política nehruviana de apaciguamiento. Nehru era consciente del hecho de que ni India ni el otro Estado recientemente independiente del Sudeste Asiático podrían triunfar en la disensión militar con China. Así que, para complacer a China, Nehru descartó todas las sugerencias que pudieran estimular el temor de China a un cerco, incluido el pacto de seguridad regional liderado por India, la resistencia abierta a la afirmación china de soberanía sobre Tíbet. Incluso discutió con Estados Unidos la posibilidad de que este país reconociera la posición de China en la ONU, aunque afirmó que India prefería que China se convirtiera en miembro permanente del Consejo de Seguridad. Incluso Estados Unidos ha reconocido la política intermedia de India en la región. Durante una conversación privada en el Departamento de Estado, diplomáticos estadounidenses explicaron a sus homólogos italianos:

"La política exterior india, a pesar de ser imposible de seguir, es totalmente comprensible. El gobierno de Nueva Delhi no eligió su estrategia porque su comprensión de la situación internacional contemporánea le llevara a una conclusión diferente de la alcanzada por Estados Unidos. Al contrario, India ha elegido su camino siguiendo el interés nacional. A pesar de ser una nación grande y densamente poblada, India es también un país pobre y débil. En consecuencia, como no está en

[43]Zhai, Qiang. "Tibet and Chinese-British-American Relations in the Early 1950s", Journal of Cold War Studies 8, no. 3 (2006): 34-53.

condiciones de asumir las responsabilidades de ninguna acción enérgica, prefiere mantener su política intermedia, a pesar de que ello implique asumir los costes de generosas concesiones".[44]

En mayo de 1951, Nehru valoró el acuerdo firmado entre el Gobierno Popular Central y el Gobierno Local de Tíbet como "una herramienta útil para reformar socialmente la zona".[45]

En abril de 1954, Nehru firmó un acuerdo con China sobre Tíbet en el que se hacía referencia a la región como "la región tibetana de China".[46] Este acuerdo no fue la primera vez que India reconocía abiertamente la posición china en Tíbet. El primer reconocimiento se produjo en julio de 1952, cuando el embajador indio en China afirmó: "Tras la alteración política experimentada en Tíbet, India no tenía motivos para mantener un emisario político en Lhasa y que éste debía ser sustituido por un Consulado General". En mayo de 1954, Nehru dice de nuevo al Parlamento indio que "durante los últimos cien años nadie ha cuestionado nunca la posición jurídica china en Tíbet.[47]

3.3 Relaciones deterioradas y frágiles (1959-88)

Las relaciones bilaterales entre India y China permanecieron depreciadas hasta 1988, cuando el Primer Ministro indio Rajiv Gandhi visitó oficialmente China. En general, las medidas explotadoras y antirreligiosas que China aplicó en Tíbet decepcionaron a los dirigentes, la opinión pública y los medios de comunicación indios. En 1959, los dirigentes indios decidieron acoger al Dalai Lama como "huésped del gobierno de Nueva Delhi" y conceder el estatuto de refugiado a decenas de miles de desplazados que seguían a su Líder Espiritual.[48] El gobierno indio cuestionó la intervención militar china en Tíbet cuando en 1959 estalló una rebelión en Tíbet y China envió sus fuerzas para reprimirla. Nehru mostró un mayor nivel de consideración hacia la rebelión y calificó el motín de sublevación. Este acto de Nehru provocó el enfado del gobierno chino y China culpó a India de una crisis precipitada, ya que apreciaba y apoyaba la rebelión.

---

[44]Embajada de Italia, Telespresso no. 14128/4728 (Washington D.C., 28 de octubre de 1953)

[45]El texto del acuerdo se encuentra en TseringShakya, 449-52; TseponShakapba, Tibet: A Political History (New Haven: Yale University Press, 1967), 301-5.

[46]Acuerdo con canje de notas sobre comercio y relaciones entre la Región del Tíbet de China y la India. Firmado en Pekín, el 29 de abril de 1954, (Naciones Unidas, Treaty Series, volumen 299, 1958), 57-81.

[47]Astarita, Claudia. "Las relaciones China-India en el siglo XXI: Descifrando las disputas fronterizas con coyunturas críticas". Revista de Asuntos Internacionales.

[48]Girilal Jain, Panchsheel and After: A Reappraisal of Sino-Indian Relations in the Context of Tibetan Insurrection (Bombay: Asia Publishing House, 1960); Frank Moraes, The Revolt in Tibet (Kolkta: Srishti Publications, 1998).

El gobierno chino alegó que todo era un plan premeditado, pues de lo contrario un alto funcionario indio no habría acompañado al Dalai Lama desde las fronteras indias hasta Delhi. Por aquel entonces, las disputas fronterizas entre ambos países se estaban recrudeciendo y, en consecuencia, desembocaron en el estallido de la guerra a lo largo de toda la frontera sino-india. Algunos factores significativos como el cerco de Estados Unidos a China y la entrada de Pakistán en él, aunque Pakistán y China se hicieron amigos en una etapa posterior, hicieron que India se acercara a la Unión Soviética, ya que India tenía disputas territoriales con Pakistán; el deterioro de las relaciones sino-soviéticas; a raíz del gran salto adelante, la debacle económica en China y la hambruna que siguió fueron responsables de la guerra. Los factores mencionados se sumaron a la actitud frenética de China hacia India, lo que provocó el estallido de la guerra de 1962.

La guerra fronteriza sino-india comenzó el 20 de octubre de 1962, cuando unidades del EPL atacaron varias posiciones indias en el sector oriental, en Dhola y Tsangdhar. Otras unidades atacaron simultáneamente posiciones indias en el sector occidental, es decir, en la zona del lago Pangon, Chusul, etc. Las tropas indias, que no estaban preparadas para esta embestida, quedaron traumatizadas al principio. Sin embargo, consiguieron reforzar su posición defensiva tanto en la agencia fronteriza del noreste como en Ladakh. En el sector oriental, a pesar de la resistencia del ejército indio, los chinos los diezmaron a todos. La guerra duró aproximadamente un mes hasta que China declaró un alto el fuego unilateral y empezó a retirar sus tropas de la frontera oriental. En el sector occidental, sin embargo, llegaron a ocupar unas 14.500 millas cuadradas de territorio. Las consecuencias de la guerra fueron amplias y de gran alcance. Las relaciones bilaterales sufrieron un revés tras las guerras fronterizas de 1962.[49]

Las relaciones entre ambos países estaban marcadas por la incomprensión y la desconfianza mutua. La guerra indo-pakistaní de 1965 y 1971 agravó aún más la tensión. Sin embargo, ambos países deseaban mejorar los lazos bilaterales. Mao, en su conversación con un diplomático indio, declaró:

"India es un gran país y su gente es estupenda. Seguro que algún día seremos buenos amigos. No debemos seguir peleándonos así". [50]

Una y otra vez, el gobierno indio trató de establecer relaciones vigorosas con China. En un discurso ante el parlamento el 20 de febrero de 1970, el Presidente

[49]Frankel, Francine R. "India y China: Cuestiones fronterizas, integración nacional y seguridad internacional". En The India-China Relationship: Rivalry and Engagement. Nueva Delhi: Oxford University Press, 2004.
[50] Sun ZhongshunQuanji (Obras completas de Sun Yat-Sen), vol. 4, Librería Zhongua, Pekín, 1985, p. 68-9.

repitió la aspiración de su gobierno de conducir sus relaciones con China sobre el principio del respeto mutuo del dominio y la integridad territorial de cada uno. Esperamos que China respete nuestros derechos a perseguir nuestros propios asuntos internos y nuestra política exterior.[51]

En 1976, las relaciones sino-indias estaban mejorando. Hubo intercambio cultural entre ambos estados. En el marco del programa de intercambio de estudiantes, se envió el primer grupo de estudiantes a China. El Primer Ministro Atal Bihari Vajpai visitó China. Parece que los líderes de ambos países estaban dispuestos a sentarse a la mesa de negociaciones para resolver sus conflictivos problemas fronterizos, pero las nueve rondas de conversaciones celebradas entre 1981 y 1988 resultaron inútiles para llegar a un consenso. No obstante, los líderes de ambos países decidieron desarrollar las relaciones bilaterales en otros ámbitos, dejando a un lado las cuestiones fronterizas y normalizando las relaciones bilaterales. Tras el asesinato de Indira Gandhi en 1984, el viceprimer ministro chino Yao visitó India para asistir a su funeral.

3.4 Rajiv Gandhi, una era de coexistencia pacífica (1988-98)

En una reunión con Rajiv Gandhi el 21 de diciembre de 1988, el presidente de la comisión militar central de China, Deng Xiaoping, había declarado:

"Olvidemos la fase desagradable de nuestras relaciones pasadas y hagámoslo todo con la vista puesta en el futuro".

Las relaciones entre India y China entraron en una nueva fase con la innovadora "visita a Pekín en diciembre de 1988". Esta visita a China supuso una mejora significativa de las relaciones entre India y China. Tras su visita, la relación sino-india se hizo más cordial que en ningún otro momento desde la época de 1950. La cercana asociación de China con Pakistán ha sido básica para Pekín. Es una relación familiar de larga data que ha sido, como les gusta decir a los chinos y a los pakistaníes, -¡probada por la adversidad! que ha venido como cambios de organización y cambios en ambos países, realineamientos esenciales en el sistema mundial, además de la guerra. Pakistán esperaba una parte importante en el planteamiento de China para ajustarse a India y tomar después el control soviético de Afganistán, con la Unión Soviética. La visita de Rajiv Gandhi a China en diciembre de 1988 fue considerada una victoria por ambas partes. Al ser la primera visita de un primer ministro indio a China desde la de J L Nehru en 1954, la visita de Gandhi contribuyó a igualar la balanza con respecto a las visitas a la cumbre. Gandhi educó formalmente a los pioneros chinos sobre el nuevo empuje del enfoque indio hacia

---

[51]Arif, Sheikh Mohd. "A History of Sino-Indian Relations: From Conflict to Cooperation", Revista Internacional de Ciencias Políticas (2013).

China y mostró su capacidad para ampliar la orientación y el apoyo a China en una serie de cuestiones mundiales, por ejemplo, la creación de un nuevo Orden Monetario Internacional (OMI), la desmilitarización y la contaminación. India's capacity on the way to coordinate in the middle of China resting on largely issues addresses affirmation of suggestions from China that had been on the table.[52]

La inspiración que sigue al esfuerzo político coordinado a gran escala como colosales estados nación de China e India con largas historias, ofrece varias cualidades cruciales e intereses fundamentales. Además, facilitando en estas ediciones, los dos países harán una situación dominante de apoyo para mejorar relaciones separadas .Gandhi en el medio de su triplay abajo del tenor afirmando que está comenzando ahora hora de mirar al futuro, ¡ahora restauro una vieja amistad! Deng Xiaoping, el más alto pionero chino dijo que China e India deben descartar el pasado desagradable y poner sus ojos en el futuro. El gerente Li Peng fue el experto crítico de Rajiv Gandhi en medio de la visita, y su diálogo se centró en la cuestión sustantiva del borde, el Tíbet; ascender a las relaciones y el control general.

El jefe Li vio la bienvenida de Gandhi para jugar una visita de aterrizaje a la India. En el transcurso de la visita, las dos partes mantuvieron conversaciones sobre la cuestión del punto más lejano entre China e India y se comprometieron a resolverla mediante diálogos tranquilos y cordiales. En diciembre, India y China decidieron crear un Grupo de Trabajo Conjunto sobre la cuestión del punto más lejano encabezado por el Secretario de Asuntos Exteriores por parte india y un Viceministro de Asuntos Exteriores por parte china. La creación del Gewgaws suponía un paso adelante con respecto a la del nivel de poder, ya que tenía carácter conjunto. Ese grupo de trabajo conjunto tenía dos capacidades vitales. Para empezar, el GTC debía hacer sugerencias sólidas para el curso de acción general de la cuestión del punto de ruptura. Asimismo, la reunión garantizaría el mantenimiento de la paz y la serenidad en la Línea de Control Actual. Las dos partes acordaron además establecer relaciones en diversos campos y crear una reunión conjunta sobre relaciones monetarias, comerciales y científicas. Las dos naciones indicaron tres renuncias a la investigación social y la participación creativa, además de la aviación civil. Tras la visita de Rajiv Gandhi a China, el Primer Ministro chino Li Peng realizó una visita de segmento a India en diciembre de 1991. El comunicado conjunto emitido al final de la visita se centraba en que las peticiones más extremas no deberían influir en el cambio de las relaciones individuales.[53]

---

[52] "El Primer Ministro indio Rajiv Gandhi visitó China". Ministerio de Asuntos Exteriores de la República Popular China. Consultado el 1 de septiembre de 2014. http://www.fmprc.gov.cn/mfa_eng/.

[53] Yuan, Jing-dong. "El ascenso de India tras Pokhran II: Análisis y evaluaciones chinas". Asian Survey 41, no. 6 (2001): 978-1001.

El JWG sobre el llamamiento fronterizo debería dar largas a su trabajo y la paz y la tranquilidad deberían mantenerse a lo largo de la línea de control real hasta la última solución de la cuestión del punto más remoto. En mayo de 1992, el presidente indio Venkataraman viajó a China. Entre diciembre de 1988 y junio de 1993 se celebraron seis rondas de reuniones de la JWC en la periferia. Se avanzó en la disminución de la tensión en la periferia a través de Medidas de Fomento de la Confianza (CBM), que incluían la disminución compartida de tropas, actos sociales generales de los comandantes militares de la vecindad y el cambio previo de los ejercicios militares. El comercio del borde procedió en julio de 1992, después de un intervalo de más de 30 años, y los lugares de trabajo revivieron en Bombay y Songhai en diciembre de 1992.SharadPawar fue a China ese mes la primera tal visita de un ministro indio de la resistencia cuando los dos establecimientos de la confirmación acordaron hacer intercambios instructivos, militares, investigadores y mecánicos para fechar y la escala india del puerto por un buque de mar chino. En 1993, las dos partes acordaron abrir un puesto de intercambio adicional. La visita del jefe oficial Narsima Rao a China en septiembre de 1993 vio fructificar el Acuerdo sobre el Mantenimiento de la Paz y la Tranquilidad en las Zonas Fronterizas a lo largo de la ZLC. Una misión militar china de alto nivel realizó una visita de buena voluntad de seis días a India en diciembre, con el fin de establecer medidas de fomento de la confianza entre las potencias desobedientes de ambas naciones.[54]

En 1994, ambos países acordaron un plan de juego para alejarse de la doble imposición y un anuncio de apoyo a los controles terapéuticos y de bienestar, un recordatorio de los acuerdos sobre la flexibilización de la técnica de solicitud de visados y el mantenimiento del apoyo financiero entre las dos naciones. Las conversaciones particulares celebradas en Nueva Delhi (febrero de 1994) garantizaron las CBM establecidas y la conversación de empuje sobre la representación de la ZLC, la disminución de militares a lo largo de la ZLC y la información previa sobre cierta actividad militar.

El resultado de la excursión del Presidente Jiang Zemin a la India en noviembre de diciembre de 1996 no tuvo precedentes por la admisión de medidas de creación de certidumbre en el manejo militar en las zonas limítrofes a lo largo de la ZLC, lo que aseguró la disminución de tropas y la obstaculización de armas a lo largo de los bordes. Ambas partes se comprometieron en la declaración a no utilizar el poder contra la otra parte en ningún marco o misión de patrocinio militar desigual. Los pioneros de los dos países acordaron crear una Asociación de Cooperación y Restricción entre China e India en el siglo XXI, en virtud de las normas de las Cinco

[54]Malik, J. Mohan. "China-India Relations in the Post-Soviet Era: The Continuing Rivalry". The China Quarterly 142 (1995): 317-355.

P de concurrencia silenciosa.[55]

Grandes cuatro narrativa que apareció en medio de la visita-estancia fueron los relativos, al transporte marítimo, el esfuerzo conjunto en cautivar el tráfico de medicamentos narcóticos, la mejora de la asociación sobre el borde, y el mantenimiento del Consulado General de la India en Hong Kong un cuerpo administrativo sin precedentes electoral.[56]

3.5 Ensayos nucleares de India y relaciones (1998-2000)

El periodo de luz diurna en las relaciones sino-indias se desvaneció en 1988. El Gobierno de la Alianza Democrática Nacional llegó a la India en marzo de 1998. Los comentarios del innovador ministro de Defensa, George Fernández, en el sentido de que China era el principal peligro para India, provocaron a la postre, tras el suceso de Sumdorongchu, un retraso en las relaciones bilaterales entre China e India. Además, tras la prueba atómica, el ambiente se volvió más tenso. India realizó cinco pruebas atómicas y proclamó con autoridad que era otro estado nuclear. Los chinos consideraron que la prueba provocaba un verdadero malestar en las relaciones bilaterales. La RPC tomó más

Pekín se opuso en tierra a la carta del Primer Ministro Vajpayee al Presidente Clinton, en la que defendía la decisión de India de probar un arma atómica señalando el peligro que suponía China, y pedía a India que considerara a China como una amenaza. Además, Pekín se unió a la parte del Consejo de Seguridad de EE.UU. que aprobó la Resolución nº 1172 que reprendía las pruebas atómicas de India y Pakistán.[57]

China anuló su decisión de participar en la reunión programada para 1988 de la reunión de trabajo conjunta que obviamente se celebra en todos los países para estudiar medidas de creación de convicciones. Aislado en términos utilitarios, se trató de una recuperación anormal y provocadora del tiempo perdido por parte de India, reconociendo una tensión superflua con China. Ignorando el tumulto provocado en China por la prueba atómica de India, se produjo una descongelación imprevisible entre ambas partes. La cuestión atómica incluido como una molestia en las relaciones India-China durante bastante tiempo, lo que realmente puso la relación diferente en un limbo.

No obstante, las dos naciones tuvieron igualmente la capacidad de reanudar las conversaciones al cabo de un compás de buenos 9 meses. Esto fue posible gracias

[55]Mansingh, Surjit. "Las relaciones India-China en la posguerra fría". Asian Survey (1994): 285-300.
[56]Thakur, Ramesh. "Normalizar las relaciones sino-indias". The Pacific Review 4, no. 1 (1991): 5-18.
[57]Garver, John W. "El dilema de seguridad en las relaciones sino-indias". India Review 1, no. 4 (2002): 1-38.

a la visita del ministro de Asuntos Exteriores Jaswant Singh a China en 1999. Ambas partes llegaron a un acuerdo en cuanto a lo esencial para restablecer y crear relaciones bilaterales China-India y debe garantizarse que ninguna de las partes verá la alternancia como un peligro. El presidente indio K.R Narayan en 2000 fue por China mientras que el socio chino de K.R.Naryan avanza una proposición de cuatro puntos referente al avance de la conexión bilateral en el siglo XXI. Las dos partes mejoran el nivel de las visitas de personal para crear una percepción y una confianza compartidas; desarrollan el comercio y los esfuerzos conjuntos relacionados con el dinero; fortalecen la coordinación y el interés en los esfuerzos generales; y abordan adecuadamente las cuestiones pendientes del pasado con el espíritu de buscar una convicción compartida al tiempo que se mantienen las diferencias.[58]

3.6 Refrendo de las relaciones bilaterales (2000 en adelante)

3.6.1 Visita de Atal Bihari Vajpayee a la RPC (2003)

Correctamente después de que un jefe de gobierno visite otro país es constantemente un acontecimiento esencial; no un asunto estándar. Esto es aún más cierto en el caso de India y China, entre las que se produjeron visitas de Estado irregulares en la década de los 90. Atal Behari Vajpayee fue fundamentalmente el cuarto pionero indio en realizar una visita de Estado a China en 2003, visita que en junio de 2003 se sumó a la mejora de los intercambios entre ambos países en distintos ámbitos. Durante esta visita se firmaron nueve acuerdos con China. De ellos, los más importantes se referían al comercio periférico a través de Sikkim, a la mejora de la estructura de visados para impulsar el comercio entre ambos países, a un Memorando de Entendimiento sobre asuntos reales, a la apertura del Centro de Estudios Indios en la Universidad de Pekín, a programas de intercambio social y a una actualización de la comprensión para la inversión en el campo de la ciencia y el movimiento oceánicos. En cuanto a la cuestión del punto de ruptura, el PM Vajpayee y su colega chino Wen Jiabo hicieron referencia al plan de juego de la ALC. También ambos los pioneros reafirmaron sus responsabilidades a la multipolaridad considerada, y convinieron en la necesidad de dirigir la globalización en el cojinete favorable de la posición.

La Declaración, la primera de este tipo entre las dos naciones, dio a Beijing y Nueva Delhi para construir una productiva perdurable junto con las afiliaciones de alojamiento que descansa en razones de 5 P's es decir, los principios de conjunción serena, consideración coherente, afectabilidad por las preocupaciones de unos a otros y la correspondencia El término decencia se unió a las relaciones India China sorprendentemente. Ambos países subrayaron que la excitación típica de India y

[58]Herd, Richard, y Sean Dougherty. "Perspectivas de crecimiento comparadas en China e India". The European Journal of Comparative Economics 4, no. 1 (2007): 65-89.

China superaba sus incoherencias y los dos países no eran un peligro el uno para el otro. India percibió la región del Tíbet autónomo como un toque de espacio de la RPC en lugar de notar el Tíbet como un distrito autónomo en China. En el comunicado conjunto celebrado en diciembre de 1988 tras la visita de Rajiv Gandhi y reiteró su postura de negar ejercicios políticos hostiles a China por parte de los tibetanos en India. La búsqueda de una reacción sensata, razonable y, en su mayor parte, adecuada a los efectos de las cuestiones de contención mediante garantías sobre un equilibrio proporcionado "descubrió un lugar extraordinario en la Declaración (Gang 2003). En el momento en que todo está dicho en ningún sentido, la visita fue vista por las autoridades como una presentación sensata de la voluntad política de ambas partes de buscar respuestas para las cuestiones desagradables. El órgano oficial People's Daily del 24 de junio de 2003 describió la Declaración como la demostración de otro momento en la conexión India-China.[59]

3.6.2 Visita del primer ministro y presidente chino Wen Jiabao y Hu Jinato a India en 2005-6

Wen Jiabo, el Primer Ministro de China, viajó a la India del 9 al 12 de abril de 2005, en la que fue la visita más importante de su mandato, según el propio Wen. Mantuvo visitas con el Sr. Manmohan, Presidente y Vicepresidente más cercanos. Asimismo, se reunió con Sonia Gandhi, presidenta de la UPA y entonces ministra de Asuntos Exteriores, y con Arif 135, líder de la oposición y L.K. Advani. La Declaración conjunta fue emitida en el evento, que tiene un sueño de hacia qué dirección Sino-Indian rapport iban con la idea activa de esfuerzo coordinado, individual, cerca y territorios globales. En la Declaración conjunta, las dos naciones consintieron en sumarse a una asociación deliberada así como solidaria de armonía y serenidad.[60]

Se verificaron once afirmaciones extraordinarias y también se aprobó el informe de su Grupo de Estudio Común (GEC) sobre el intercambio de compensación y el esfuerzo presupuestario compuesto. Un resultado esencial de la gira fue un acuerdo sobre consideraciones políticas y doctrina de giro para la resolución del conflicto fronterizo bilateral y la cuestión fronteriza de . El primer ministro chino aclaró que China consideraba Sikkim como una parte de la república india y negó cualquier conflicto bilateral sobre Sikkim. El Primer Ministro Jiabao también entregó al Primer Ministro Manmohan Singh la ayuda china reexaminada que mostraba Sikkim dentro de los límites generales de India. En el campo del intercambio y el comercio, ambas naciones imaginaron que el volumen de intercambio se ampliaría a veinte mil millones de dólares estadounidenses en 2008.

---

[59]Athwal, Amardeep. China-India Relations: Contemporary Dynamics. Vol. 3. Routledge, 2007.
[60]Acharya, Alka. China&India: Politics of Incremental Engagement. Har Anand Publications, 2008.

Asimismo, acordaron crear un Grupo Económico Conjunto Indio-Chino y un Grupo de Trabajo para evaluar la viabilidad y los puntos centrales de los Acuerdos Comerciales. La República Popular China comunicó que concedía una gran importancia a la posición de India en los esfuerzos globales, además de comprender y apoyar la aspiración de India de aceptar un papel dinámico en la ONU y en el mundo. La segunda visita de un presidente chino a India el 1 de diciembre de 2006 puso de manifiesto el entusiasmo por las relaciones bilaterales China-India e impulsó un mensaje optimista de que China estaba centrada en llevar adelante la metodología de las relaciones India-China. Desde el punto de vista chino, este viaje quería dinamizar una intensa asociación con India desde que el Primer Ministro Wen Jiabo visitó India a mediados de abril de 2005.[61]

Hu, el presidente de China, visitó India para reafirmar la perspectiva china de que la automotivada y vibrante camaradería China-India daría lugar a la paz, la armonía y la prosperidad en Asia, así como en todo el planeta. Un punto clave para China era aumentar la participación fiscal con India para reforzar el intercambio bilateral entre ambas naciones, que se ha desarrollado de forma constante durante este tiempo y se estima que ascendió a 18.700 millones de dólares en 2005. Desde el punto de vista indio, la determinación del límite era la mejor manera de abordar la apertura de las relaciones sino-indues. India obligó a una pronta solución de las cuestiones de borde descansando en la razón del acuerdo sobre las restricciones políticas y los valores de apoyo verificados entre estas dos naciones en abril de 2005. En pocas palabras, el resultado de estas visitas se plasmó en la declaración conjunta de Nueva Delhi del 21 de noviembre de 2006, que reflejaba la visión común y los objetivos compartidos de ambos países en diferentes ámbitos básicos, como el esfuerzo presupuestario coordinado, la solicitud fiscal global y la cooperación cercana, el esfuerzo conjunto nuclear normal, los puntos de confinamiento y los intercambios sociales.

3.6.3 Viaje de Manmohan Singh a China(2008)

Oficialmente Singh fue a China en 2008, la estancia del primer ministro fue la primera de un personaje remoto al estado en 2008también en una región donde las metáforas implica plan de juego sin precedentes, que podría percibirse como sorprendente básicamente por esta razón. en noviembre de 2007, la Sra Sonia Gandhi, El ex indio dirigir la caminata supervisor sindical hacia China fue además visto como gigantesca por ser la primera visita de un pionero político exterior, teniendo después de la finalización de la central 17 Congreso del Partido Comunista de China. La visita del primer ministro Manmohan Singh contó con el hito adicional de que el primer

[61]Ganguly, Sumit. "India and China: border issues, domestic integration, and international security The India-China Relationship: What the United States Needs to Know (2004): 103-133

ministro chino, Wen Jiabao, invitó a su homólogo indio a una cena privada, dando fe tanto de la importancia de los lazos bilaterales como del maravilloso amor entre los dos pioneros.[62]

Durante la visita a la India para comprobar la Visión Compartida para el Siglo XXI, llegué a un acuerdo de gran alcance para seguir impulsando la Asociación de Cooperación Estratégica entre las dos naciones, de igual importancia atómica, y vi que dicha participación era decisiva para luchar contra el cambio característico y lograr la seguridad central, y las dos naciones acordaron impulsar juntas la construcción de un mundo concordante caracterizado por la serenidad eterna y la prosperidad esencial. Manmohan Sing, Primer Ministro de la República de la India, asistió a la reunión Asia-Europa celebrada en octubre en Pekín (China), y la presidenta del Congreso Nacional Indio, Sonia, participó en la inauguración de los Juegos Olímpicos de Pekín.[63]

El Politburó del Comité Central del Partido Comunista de China visitó India. Hubo una serie de intercambios de visitas de ministros de Asuntos Exteriores indios sobre cuestiones fiscales y comerciales, lo que hizo que la cooperación entre ambos países siguiera mejorando a buen ritmo. En 2008, el comercio correspondiente superó los 51.000 millones de dólares, con un aumento de 34 cada céntimo más que en 2007. Las conexiones de la defensa y de la resistencia transformaron en acentúan en relaciones de dos caras de la India. Curiosamente, la segunda ronda de orientación sobre el escudo y la defensa se celebró cuando el Mariscal de la Armada china fue a la India. En 2008, China e India impulsaron adecuadamente la "unión de manos". La igualdad de asistencia en los esfuerzos generales y comunes se fortificó adicionalmente. India y China mantuvieron una sincronización muy estrecha en temas como, por ejemplo, la transformación ecológica, las conversaciones de la ronda de Doha, la esencialidad y la seguridad de los alimentos, con el predicamento mundial relacionado con el dinero. En noviembre de 2008, hubo una coordinación bilateral para obtener resultados positivos en la Cumbre Financiera del G20 celebrada en Washington. En general, las relaciones bilaterales entre India y China están cambiando radicalmente.

El apoyo premeditado y la Asociación se mantiene por lo general. En su calidad de presidente, Hu Jinato señaló que las relaciones bilaterales de China con India se encuentran actualmente en uno de los periodos más destacados de la historia y constituyen una extraordinaria puerta de entrada para el progreso, y destacó la visita

[62]Singh, Swaran. "Cambio de paradigma en las relaciones India-China: del bilateralismo al multilateralismo". Journal of International Affairs 64, nº 2 (2011): 155.
[63]Acharya, Alka. "India-China Relations: Towards a'Shared Vision'". Semanario Económico y Político (2008): 10-13.

del primer ministro Singh a China. En primer lugar, las visitas significan una ampliación del ritmo del diálogo a alto nivel. La última visita de una autoridad india a Pekín tuvo lugar hace cinco años (2004), y la anterior quince años antes. La visita de Singh significa el comienzo de más visitas estándar de pioneros indios, impulsando una visita de apertura de los supervisores del líder indio, así como visitas reservadas de los ministros exteriores y el presidente dentro de poco. Además, la visita muestra el establecimiento de nuevos centros de intercambio, con otro objetivo alcanzado de 40.000 a 60.000 millones de dólares para 2010. El punto de referencia inicial de 40.000 millones de dólares se fijó en la valiente visita del presidente Hu Jinato a Nueva Delhi en 2006 y se espera que se alcance en 2008. En 2009, la relación clave y encantadora para la paz y el logro entre la República Popular China y la República de la India mantuvo la fuerza de todos los avances.[64]

Se incrementaron aún más los intercambios agradables a dos bandas y la colaboración en campos concretos. Las dos naciones mantuvieron estrechos y extraños intercambios de Estado y disfrutaron de la oportunidad de ser políticos de confianza ordinaria. El 15 de junio, el presidente Hu Jintao se reunió con el primer ministro Manmohan Singh al margen de la cumbre de la OCS y la primera cumbre de los BRIC en Ekaterimburgo. El Jefe de Estado Wen Jiabao se reunió con el Primer Ministro Singh en medio de las cumbres de los pioneros de Asia Oriental en Hua Hin y de la Conferencia de las Naciones Unidas sobre el Cambio Climático en Copenhague, el 24 de octubre y el 18 de diciembre libremente.

Los pioneros chinos afirmaron que India es un vecino básico y un país de creación primordial que se está convirtiendo rápidamente. China e India son accesorios en interés más que rivales en contienda. Dadas las enormes modificaciones y cambios en el territorio y en el mundo, la impresionante asociación vecinal, el interés normalmente útil y el avance ordinario sirven a las distracciones primarias de ambos países, al anhelo común de ambas sociedades, y a la paz, la calidad y el logro en Asia y en el pasado. El pionero indio dijo que una relación India-China creativa ha ido más allá del grado igual y ha ampliado los fundamentos generales. El gobierno indio dará la máxima importancia a sus lazos con China. Se centra en el desarrollo de los avances logrados formalmente para impulsar el interés en todos los casos y la mejora de la afiliación clave y agradable.[65]

Otros oficios fundamentales son: En enero, Sachin Pilot, individuo de la Asamblea Popular de la Lok Sabha de la India, pasó por China en el pionero de un

---

[64]Ruisheng, Cheng. "Perspectivas de las relaciones China-India tras la visita del primer ministro Manmohan Singh". China Report 44, no. 1 (2008): 57-61.

[65]Scott, David. "Sino-Indian security predicaments for the twenty-first century". Asian Security 4, no. 3 (2008): 244-270.

recado del Foro de Parlamentarios India-China. Por las mismas fechas se celebró en India el tercer Diálogo Financiero China-India. En abril, el Consejero de Estado Dai Bingguo se reunió con el Consejero de Seguridad Nacional de India, M. K. Narayanan, cerca de la reunión de altos cargos de las naciones BRIC sobre cuestiones de seguridad, celebrada en Moscú. En agosto, el Consejero de Estado Dai Bingguo, Representante Especial de China para la Cuestión Fronteriza China-India, viajó a India para celebrar la 13ª reunión con su asistente indio. También se reunió con el primer ministro Singh y con la presidenta del Congreso Nacional Indio, Sonia Gandhi. En septiembre, B.S. Yediyurappa, ministro principal de Karnataka, condujo una misión a China. En noviembre, Liu Qibao, individuo del Comité Central del PCCh y Secretario del Comité Provincial del PCCh de Sichuan, condujo una tarea a India.

Los servicios a distancia de ambas naciones mantuvieron una estrecha reunión y coordinación. En enero, el Viceministro de Asuntos Exteriores viajó a India como agente de excepción del gobierno chino. Se reunió con el ministro indio de Asuntos Exteriores, Pranab Mukherjee, el consejero de Seguridad Nacional, M. K. Narayanan, y el vicepresidente de la Comisión de Planificación, Montek Singh Ahluwalia, y mantuvo conversaciones con el secretario de Asuntos Exteriores, Shiv Shankar Menon.

En febrero, en una escala en India, el Viceministro de Asuntos Exteriores Hu Zhengyue se reunió con VivekKatju, Secretario del Ministerio de Asuntos Exteriores. En julio, el ministro de Asuntos Exteriores, Yang Jiechi, se reunió con su homólogo indio, S. M. Krishna, al margen de la reunión de ministros de Asuntos Exteriores del ARF celebrada en Phuket (Tailandia). En octubre, ambos volvieron a encontrarse en Bangalore, donde se celebró una reunión de sacerdotes de fuera de China, Rusia e India. Ambos hablaron por teléfono en diciembre e intercambiaron perspectivas sobre los lazos recíprocos y el cambio medioambiental.

La colaboración monetaria y el intercambio mantienen una fuerza sólida. India es el mercado de contratos con el extranjero más importante para China. Antes de finales de 2009, China había firmado acuerdos por valor de 31.400 millones de dólares para tareas y especialistas en India. En marzo, el viceministro de Comercio, Zhong Shan, impulsó una visita a India para promover el intercambio entre administraciones. En septiembre, el ministro de Comercio, Chen Deming, acudió a la reunión ministerial de la OMC en Nueva Delhi, donde se reunió con el ministro de Comercio e Industria indio, Anand Sharma.

Se estaban realizando intercambios entre los ejércitos. En abril, el almirante Sureesh Mehta, jefe del Estado Mayor de la Armada, condujo una potencia marítima india a Qingdao con motivo del 60° reconocimiento de la Armada china. En agosto, el destructor de cohetes chino "Shenzhen" hizo escala en el puerto para cumplir una misión de escolta en el golfo de Adén y en aguas de la costa somalí. En septiembre, el Teniente General Vijay Kumar Singh, Comandante en Jefe del Mando Oriental del Ejército indio, condujo una misión a China. En diciembre, el General Ge Zhenfeng, Jefe Adjunto del Estado Mayor de el PLA, y el Teniente General Shu Yutai, Jefe del Mando Militar del Tíbet, se desplazaron a la India.[66]

Otro aspecto destacado de las relaciones sino-indias es la cooperación para influir en el cambio ecológico. En agosto, Jairam Ramesh, Secretario de Estado de Medio Ambiente y Bosques, visitó China. En octubre, el Vicepresidente del NDRC, Xie Zhenhua, pasó por India y los dos países aprobaron un plan de cooperación en la supervisión del cambio ecológico y desarrollaron una afiliación de cambio natural. En noviembre, el Ministro de Estado Ramesh fue recibido en China para asistir a una reunión ministerial sobre cambio ecológico entre países básicos como China, India, Sudáfrica y Brasil. En diciembre, antes de la Conferencia de Copenhague, el Primer Ministro Wen y el Primer Ministro Singh mantuvieron una conversación telefónica sobre el cambio ecológico.

Los intercambios sociales y entre personas y las inversiones se desarrollaron con solvencia. En marzo, Zhen Xinmiao, Director del Museo del Palacio, pasó por India. En abril, el Viceministro de Cultura Zhao Shaohua y el Embajador indio en China Nirupama Rao indicaron su intención de celebrar el "Festival de China" en India y el "Festival de India" en China en 2010. En junio, Arun Yadav, Ministro de Estado para Asuntos de la Juventud y Deportes, condujo a China una cita de 100 jóvenes indios. Por su parte, He Junke, secretario del Comité Central de la Liga de la Juventud Comunista y vicepresidente de la Federación de la Juventud de China, llevó a una delegación de 100 jóvenes chinos a la India en noviembre. En diciembre, el Ministerio de Cultura y el Consejo Indio de Relaciones Culturales llegaron a un acuerdo de uso sobre la celebración de la "Celebración de China" en India y la "Celebración de India" en China en 2010.[67]

Los dos países compartieron un amplio acuerdo y mantuvieron una buena cooperación en los principales asuntos regionales e internacionales. En la cooperación trilateral China-India-Rusia y las reuniones del BRIC, las reuniones de diálogo entre los líderes del G8 y los países en desarrollo, las cumbres del G20, la ASEM y las conversaciones de la Ronda de Doha, los dos países mantuvieron estrechas consultas y colaboración, coordinaron posiciones sobre cuestiones

[66]Altenburg, Tilman, Hubert Schmitz y Andreas Stamm. "¿Un gran avance? La transición de China e India de la producción a la innovación". World development 36, no. 2 (2008): 325-344.
[67]Yan, Zhang. "Las relaciones India-China en uno de los mejores periodos de la historia". The Hindu 9 (2009).

importantes como la crisis financiera internacional, el cambio climático, la seguridad energética y la seguridad alimentaria, y trabajaron juntos para defender los derechos e intereses legítimos de los países en desarrollo. El año 2010 significó el 60° aniversario de las relaciones políticas entre la República Popular China y la República de la India.[68]

La asociación clave y solidaria para la paz y el florecimiento entre ambas partes mantuvo un poder tolerable de mejora sólida y tenaz, y los intercambios sinceros y la inversión se amplificaron aún más, se mire por donde se mire. Los dos países mantuvieron frecuentes intercambios de alto nivel y una creciente confianza política mutua. En abril, el presidente Hu Jintao mantuvo una reunión bilateral con el primer ministro indio Manmohan Singh al margen de la segunda reunión de líderes de los BRIC en Brasilia. En octubre, el primer ministro Wen Jiabao se reunió con el primer ministro Singh al margen de las reuniones de líderes de Asia Oriental celebradas en Hanoi (Vietnam).[69]

Del 15 al 17 de diciembre, por invitación del Primer Ministro Singh, el Primer Ministro Wen realizó una visita oficial a la India. Durante la visita, el Primer Ministro Wen mantuvo conversaciones con el Primer Ministro Singh, se reunió con la Presidenta Pratibha Patil, el Vicepresidente Mohammad Hamid Ansari, la Presidenta del Partido del Congreso Nacional Sonia Gandhi y la líder de la oposición Sushma Swaraji, y mantuvo una reunión de cortesía con el Ministro de Asuntos Exteriores S. M. Krishna. El primer ministro Wen pronunció un importante discurso político titulado Trabajando juntos por las nuevas glorias de la civilización oriental en el Consejo Indio de Asuntos Mundiales, y asistió con el primer ministro Singh a las celebraciones de los 60 años de lazos diplomáticos China-India y a la ceremonia de clausura del Festival de China 2010 en India. El Primer Ministro Wen también intervino en la ceremonia de apertura de la Cumbre de Cooperación Empresarial China-India, se reunió con representantes de las comunidades culturales china e india, mantuvo intercambios amistosos con estudiantes de la Escuela Internacional Tagore y entregó premios a personalidades amigas de la India.[70]

En medio de la visita, las dos partes emitieron el Comunicado Conjunto entre la República Popular China y la República de India, y acordaron que hay espacio suficiente en el planeta para el avance tanto de China como de India y suficientes áreas para que los dos países faciliten. Las dos partes decidieron vigorizar la correspondencia crucial, avanzar en el apoyo de mente sobria, extender los

---

[68]Narayanan, Raviprasad. "La política exterior de India hacia China: The NDA Experience". Harvard Asia Quarterly 7 (2003): 29-34.

[69]Shambaugh, David. "China engages Asia: reshaping the regional order". (2006).

[70]Qingguo, Jia. "Desarrollo pacífico: China's policy of reassurance". Australian Journal of International Affairs 59, no. 4 (2005): 493-507.

intercambios de pueblo a pueblo, y crear y mejorar aún más su asociación clave y agradable para la paz y el logro. Decidieron enviar los instrumentos de las visitas básicas estándar de los jefes de Estado y de Gobierno y las visitas compartidas anuales de los ministros exteriores, establecieron el nuevo centro de 100.000 millones de dólares de comercio separado para 2015, e informaron de que 2011 sería el Año del Intercambio China-India.

Las dos partes marcaron un alcance de registros esenciales, incluyendo el Memorando de Entendimiento sobre Cooperación de Tecnología Verde entre el Gobierno de la República Popular de China y el Gobierno de la República de la India, el Programa de Intercambios Culturales entre el Gobierno de la República Popular de China y el Gobierno de la República de la India para 2010-2012, el Memorando de Entendimiento entre el Ministerio de Recursos Hídricos, la República Popular de China y el Ministerio de Recursos Hídricos, el Memorando de Entendimiento entre la Oficina de Información del Consejo de Estado de la República Popular China y el Ministerio de Asuntos Exteriores de la República de la India sobre Intercambios de Medios de Comunicación, el Memorando de Entendimiento entre la Comisión Reguladora Bancaria de China y el Banco de la Reserva de la India, y el Memorando de Entendimiento sobre Cooperación entre el Banco de Desarrollo de China y el Banco de Exportación e Importación de la India. Ambas partes sellaron asimismo acuerdos comerciales por valor de 16.000 millones de dólares en los ámbitos de la fuerza, los productos farmacéuticos, el abastecimiento de agua y tierra y otros.[71]

Entre otros oficios individuales destacados cabe citar: En octubre, el miembro del Buró Político del Comité Permanente del Comité Central del PCCh y secretario de la Comisión Central de Inspección Disciplinaria del PCCh, Zhou Yongkang, viajó a la India. Se reunió con el primer ministro Singh y con la presidenta del Partido del Congreso Nacional, Sonia Gandhi, y asistió al Segundo Seminario sobre las Relaciones China-India. En marzo, el Viceprimer Ministro Hui Liangyu viajó a India, se reunió con el Primer Ministro Singh y mantuvo visitas con el Ministro de Estado de Medio Ambiente y Bosques, Jairam Ramesh. En abril, el vicepresidente de la CCPPC, Sun Jiazheng, viajó a India y acudió a la organización de la inauguración del Festival de China 2010 en India. En Nueva Delhi se celebró la cuarta reunión de la estructura de nivel superior sobre corrientes transversales China-India. En septiembre, el viceministro del Departamento de Trabajo del Frente Unido del Comité Central del PCCh y secretario del Partido y vicepresidente primero de la Federación Panchina de Industria y Comercio, Quan Zhezhu, llevó a cabo una misión en la India.

[71]Liming, Huang. "A study of China-India cooperation in renewable energy field". Renewable and Sustainable Energy Reviews 11, no. 8 (2007): 1739-1757.

En mayo, la Presidenta india Patil realizó una visita de Estado a China y se desplazó a Pekín, Shanghai y Luoyang. Mantuvo bromas con el presidente Hu Jintao y se reunió con el presidente del CNP, Wu Bangguo, el primer ministro Wen y el presidente de la CCPPC, Jia Qinglin, de forma independiente. El vicepresidente Xi Jinping mantuvo un breve encuentro con el presidente Patil y ambos acudieron al acto social conmemorativo del 60° aniversario de los lazos opcionales China-India. El secretario de Estado indio de Medio Ambiente y Bosques, Jairam Ramesh, acudió a la Conferencia Cooperativa Internacional sobre Economía Verde y Cambio Climático en Pekín.[(7273)]

En julio, el Enviado Especial del Primer Ministro indio y Consejero de Seguridad Nacional, Shivshankar Menon, viajó a China y entregó una carta del Primer Ministro Singh al Primer Ministro Wen. El Primer Ministro Singh comunicó en la carta la devoción de India por construir una relación sólida, amplia y normalmente acomodaticia con China y el estatus de trabajar con China para elevar su relación a la altura a nivel separado, de vecindad y global. El Primer Ministro Singh dio la bienvenida oficial al Primer Ministro Wen para que visite India en 2010. Del 29 al 30 de noviembre, se celebró en Pekín la 14ª ronda de la reunión de especialistas excepcionales sobre la solicitud de punto de confinamiento.

Asistieron a la reunión el Representante Especial de China, Consejero de Estado Dai Bingguo, y el Representante Especial de India, Consejero de Seguridad Nacional Shivshankar Menon. La negociación fronteriza siguió avanzando y las zonas fronterizas mantuvieron la paz y la tranquilidad en general. En agosto, se celebró el Día del Pabellón Nacional de India en la Expo Mundial de Shanghai, y el Ministro de Estado de Comercio indio, Jyotiraditya, y el viceministro de Comercio chino, Chen Jian, asistieron al evento. El ministro indio de Recursos Humanos, Kapil Sibal, y el ministro de Carreteras, Transportes y Autopistas, Kamal Nath, viajaron a China. [7273]

Las administraciones exteriores de ambos países mantuvieron una correspondencia y coordinación muy estrechas. En febrero, los poderes de las administraciones exteriores de ambas partes mantuvieron reuniones; en abril, el ministro indio de Asuntos Exteriores, Krishna, pasó por China. Se reunió con el primer ministro Wen y mantuvo visitas con el ministro de Asuntos Exteriores Yang Jiechi. Los dos responsables exteriores acordaron el Acuerdo sobre el Establecimiento del Enlace Telefónico Seguro Directo entre el Primer Ministro

[72]Freeman, Charles W. Dragones Verdes: The Politics of Climate Change in Asia: a Report of the CSIS Asian Regionalism Initiative. Editado por Michael J. Green y Amy E. Searight. CSIS, 2010.
[73]Siddiqi, Toufiq. "China e India: Más cooperación que competencia en energía y cambio climático". Journal of International Affairs 64, nº 2 (2011): 73.

chino y el Primer Ministro indio[74] , y acudieron al acto para el envío de un cúmulo de fotografías y un sobre elogiando los 60 años de relaciones opcionales.[75] El Ministro Krishna coordinó con el Ministro de Cultura chino, Cai Wu, el Festival de India en China. En octubre, el Viceministro de Asuntos Exteriores, Cui Tiankai, viajó a India para intercambiar impresiones sobre asuntos del G-20. Se reunió con el Consejero de Seguridad Nacional, Shin Shin. Se reunió con el Consejero de Seguridad Nacional Shivshankar Menon, la Secretaria de Asuntos Exteriores Nirupama Rao y el Sherpa del G-20 Montek Singh Ahluwalia. En noviembre, el ministro de Asuntos Exteriores, Krishna, asistió a la 10ª reunión de ministros a distancia China-Rusia-India, celebrada en China, y mantuvo una reunión con el ministro de Asuntos Exteriores, Yang. Por las mismas fechas se celebró en Pekín el IV Diálogo Estratégico China-India, en el que participaron el viceministro de Asuntos Exteriores, Zhang Zhijun, y la ministra india de Asuntos Exteriores, Nirupama Rao.

El comercio bilateral se desarrolló rápidamente y la cooperación presupuestaria se extendió a más ámbitos. India era el principal negocio de contratación de China en el extranjero, y antes de finales de 2010, China había estampado 41.576 millones de dólares de beneficio de contratos de empresa y trabajo en India. En enero, el ministro indio de Comercio e Industria, Anand Sharma, viajó a China para asistir a la octava reunión del Grupo Conjunto China-India sobre Comercio, Ciencia y Tecnología. Ambas partes celebraron el Foro de Cooperación en Comercio e Inversión China-India, y dieron a conocer el Memorando de Entendimiento sobre la Ampliación de la Cooperación Comercial y Económica del Grupo Conjunto de Economía del Ministerio de Comercio de la República Popular China y el Ministerio de Comercio e Industria de la República de la India.[76]

Los intercambios culturales y personales y la cooperación alcanzaron un nuevo nivel. Las actividades para celebrar el 60 aniversario de los lazos diplomáticos se desarrollaron con éxito. Se celebraron con éxito el Festival de China en India y el Festival de India en China. En abril, la embajada china en India ofreció una recepción en Nueva Delhi para conmemorar los 60 años de relaciones diplomáticas, a la que asistió la ministra india de Asuntos Exteriores, Nirupama Rao. La Asociación del Pueblo Chino para la Amistad con Países Extranjeros y la embajada india en China organizaron conjuntamente una recepción para conmemorar el 60 aniversario de las relaciones diplomáticas en Pekín. El Consejero de Estado, Dai Bingguo, y el ministro

[74]Sekhar, D. Varaprasad. "Cooperación científica y tecnológica entre India y China". International Studies 42, no. 3-4 (2005): 307-327.
[75]Shambaugh, David. "China engages Asia: reshaping the regional order". (2006).
[76]Sweeney, Matthew. "La inversión extranjera directa en India y China: la creación de un régimen equilibrado en una economía globalizada". Cornell Int'l LJ 43 (2010): 207.

indio de Asuntos Exteriores, Krishna, asistieron a la recepción. Ese mismo mes se celebraron en Nueva Delhi y Pekín las ceremonias de apertura del Festival de China en India y del Festival de India en China, respectivamente. En junio, el ministro indio de Juventud y Deportes, Manohar Singh Gill, encabezó una delegación juvenil de 100 miembros que viajó a China.[77]

En agosto se firmó en Calcuta el Acuerdo sobre el establecimiento de la Galería "Rabindranath y China" entre el Ministerio de Cultura de la República Popular China y la Universidad Rabindra Bharati.[78] Según lo indicado por el Acuerdo, China daría 800.000 RMB a la Universidad Rabindra Bharati y construiría la Galería "Rabindranath y China" en el Museo Tagore.[79] En octubre, se celebró en Chengdu, Sichuan, el servicio de clausura del Festival de la India en China. El Gobernador Provincial de Sichuan, Jiang Jufeng, el Viceministro de Cultura, GaoShuxun, y el Presidente del Consejo Indio de Relaciones Culturales, Karan Singh, acudieron a la función. En noviembre, Lu Yongzheng, miembro del Secretariado del Comité Central de la Liga de la Juventud Comunista, condujo a la India una cita de 100 jóvenes. En diciembre, se celebró en Nueva Delhi la función de clausura del Festival de China en India.

Los dos países alcanzaron amplios acuerdos y mantuvieron una sólida cooperación en los principales asuntos internacionales y regionales. En el marco de mecanismos como la cooperación China-India-Rusia, los BRIC y el G-20, China e India mantuvieron una estrecha comunicación y cooperación, y coordinaron posiciones sobre la crisis financiera internacional, el cambio climático, la energía y la seguridad alimentaria y otras cuestiones importantes en nombre de los legítimos intereses de los países en desarrollo.[80]

En abril, el primer ministro Singh y el ministro de Asuntos Exteriores Krishna enviaron cartas de condolencia al presidente Hu y al ministro de Asuntos Exteriores Yang por el fuerte terremoto de Yushu. En mayo, el primer ministro Wen y el ministro de Asuntos Exteriores Yang enviaron mensajes de condolencia al primer ministro Singh y al ministro de Asuntos Exteriores Krishna por el trágico accidente aéreo de Mangalore, en el estado de Karnataka. El año 2011 fue el Año del Intercambio China-India. La organización clave y útil para la paz y la prosperidad en medio de China y la India mantuvo la fuerza de un desarrollo sólido y consistente. Se extendieron los intercambios amistosos y la participación en diferentes campos.

---

[77]"ChinaIndia Relations. "Embassy of People's Republic of China in India.Accessed December 1, 2014. http://in.China-embassy.org/eng/zygxc/gxgk/.

[78]Tagore, Rabindranath. "China y la India". Twenty Years of The Visva-Bharati Cheena-Bhavana 1957 (1937): 41-45.

[79]Das, Sisir Kumar. "Rabindranath Tagore: Charlas en China". (1999).

[80]Acharya, Alka. China&India: Politics of Incremental Engagement. Har Anand Publications, 2008.

Los intercambios de alto nivel fueron frecuentes. En abril, el presidente Hu Jintao se reunió con el primer ministro Manmohan Singh, que asistía a la tercera reunión de líderes de los BRICS en Sanya, provincia de Hainan.[81]

Las dos partes anunciaron el lanzamiento del Año del Intercambio China-India y acordaron profundizar la cooperación estratégica China-India, trabajar para la pronta convocatoria de la primera reunión de Diálogo Económico Estratégico China-India, ampliar la cooperación económica y el comercio, así como los intercambios culturales y entre pueblos, avanzar en las negociaciones sobre la cuestión fronteriza y explorar el establecimiento del Mecanismo de Trabajo de Consulta y Coordinación sobre Asuntos Fronterizos China-India para mantener la paz y la tranquilidad en las zonas fronterizas.

En noviembre, el primer ministro Wen Jiabao se reunió con el primer ministro Singh al margen de las reuniones de líderes de Asia Oriental celebradas en Bali (Indonesia).

En enero, el presidente del Partido Bharatiya Janata, Nitin Gadkari, viajó a China. Se reunió con él Li Changchun, miembro del Comité Permanente del Buró Político del Comité Central del PCCh. En abril, se celebró en Pekín la quinta reunión de la parte a nivel de expertos sobre conducciones transfronterizas. En julio, SitaramYechury, individuo del politburó del Partido Comunista de la India e individuo de la Rajya Sabha, condujo un acuerdo del Partido Comunista de la India a China. Li Yuanchao, miembro del Buró Político del Comité Central del PCCh, miembro de la Secretaría del Comité Central del PCCh y ministro del Departamento de Organización del Comité Central del PCCh, y el Consejero de Estado Dai Bingguo se reunieron con él. En junio, el ministro principal de Bihar, Natish Kumar, viajó a China. En noviembre, el ministro principal de Gujarat, Narendra Modi, pasó por China.[82]

Los dos ministerios de Asuntos Exteriores mantuvieron una estrecha comunicación y coordinación. En mayo, funcionarios del Ministerio de Asuntos Exteriores indio visitaron China. En julio, China e India celebraron la cuarta consulta antiterrorista. En septiembre, una delegación de jóvenes funcionarios del Servicio Exterior en formación en el Instituto del Servicio Exterior de India visitó China.

El intercambio respectivo se convirtió rápidamente. Las dos partes han terminado la plausibilidad conjunta se concentra en la afirmación de intercambio

[81] "Visita del Primer Ministro a Sanya para la Tercera Cumbre BRIC- 12-15 de abril de 2011". Embajada de la India Pekín, China. Consultado el 1 de octubre de 2014. http://www.Indianembassy.org.cn/Default.aspx.

[82]Pillania, Rajesh K. "Comercio indochino: tendencias, composición y futuro". Revista de Ciencias Económicas Aplicadas (JAES) 12 (2010): 129-137.

provincial en el centro de China y la India y sus regiones de participación financiera siguió creciendo.

En 2011, China firmó contratos con India por valor de 14.100 millones de dólares, con un volumen de negocio de 7.400 millones de dólares. El entusiasmo directo no financiero de China por India fue de 95,9 millones de dólares. India pagó 42,17 millones de dólares en 130 proyectos en China. Antes de finales de 2011, el entusiasmo directo total no relacionado con el efectivo de China para la India ascendió a 576 millones de dólares, generalmente en intercambios de datos, amontonamiento de equipos, metalurgia y máquinas domésticas, etcétera. India ha realizado 442 millones de dólares de entusiasmo no financiero pagado para 723 ejercicios en China, en su mayor parte en registro, metalurgia, programación, equipos eléctricos, industria farmacéutica y de compuestos, etcétera.

En septiembre se celebró en Pekín el primer Diálogo Económico Estratégico China-India. La reunión fue codirigida por el Presidente de la Comisión Nacional de Desarrollo y Reforma, Zhang Ping, y el Vicepresidente de la Comisión de Planificación de India, Montek Singh Ahluwalia. El jefe Wen Jiabao se reunió con personalidades de la cita india. En noviembre se celebró en Nueva Delhi el quinto Diálogo Financiero China-India.[83] El diálogo fue codirigido por el Viceministro de Finanzas, Wang Baoan, y el Secretario de Servicios Financieros del Ministerio de Finanzas, R. Gopalan. Tras la reunión, el Viceministro Wang Baoan y el Subsecretario del Ministerio de Finanzas AlokSheel firmaron juntos la Declaración Conjunta.

Los intercambios y la colaboración en el ámbito militar siguieron creciendo. En junio, una misión de tropas indias se desplazó a China. En diciembre, se celebró en Nueva Delhi la cuarta ronda de consultas sobre defensa y seguridad entre China e India. El vicepresidente presidente del Estado Mayor del EPL, general Ma Xiaotian, y el secretario de Defensa, Shashi Kant Sharma, codirigieron la conferencia. Ambas partes mantuvieron un intercambio de perspectivas sobre temas de entusiasmo compartido, entre ellos las circunstancias de la seguridad local, las relaciones entre militares y la mejora particular de las potencias de resistencia de las dos naciones.

Los intercambios y la participación social de los individuos se amplían aún más. En septiembre, una cita juvenil india de 500 individuos pasó por China. El Jefe Wen Jiabao fue a los ejercicios "Civilización Antigua, Juventud Vigorosa, Un Gran Escenario para el Intercambio de Cultura Tradicional de la Juventud China-India". En abril, se celebraron en India los ejercicios "Semana de la Experiencia China-

[83] "Comunicado de prensa - 5º Diálogo Anual de Defensa India-China, 14 de enero de 2013". Embajada de la India Pekín, China. 14 de enero de 2013. Consultado el 1 de octubre de 2014. http://www.Indianembassy.org.cn/EventsDetails.aspx?NewsId=390.

Sichuan en India". En mayo, el Viceministro de la Administración General de Prensa y Publicación, Wu Shulin, viajó a la India. Wu y el Secretario Especial de Diplomacia Pública del Ministerio de Asuntos Exteriores de India, Jayant Prasad, firmaron un Memorando de Entendimiento sobre la Enciclopedia de Contactos Culturales China-India. En julio, para honrar la 150ª conmemoración de la concepción de Rabindranath Tagore, el Consejo de Relaciones Culturales de la India y la Oficina de Archivos Municipales de Shanghai organizaron conjuntamente la Exposición Fotográfica "Rabindranath Tagore en China".[84]

En octubre, la Junta de Gobierno de la Universidad de Nalanda celebró su reunión en Pekín. En noviembre, China donó 1 millón de dólares a la Universidad de Nalanda para su diversión. En diciembre, la embajada china en India y la Sociedad de Amigos de China (Indo) celebraron una reunión de buena voluntad para comprobar los lazos políticos y la conexión entre China e India. Hay unos 45 vuelos directos constantes entre ambos países, que unen Pekín, Shanghai, Guangzhou, Chengdu, Kunming, Shenzhen y Sanya de China con Nueva Delhi, Mumbai, Bangalore y Calcuta de India.

China e India compartieron un amplio entendimiento y mantuvieron un extraordinario esfuerzo conjunto en importantes cuestiones generales y comunes. Los dos países han mantenido una estrecha correspondencia y coordinación en el marco de la cooperación China-India-Rusia, los Cinco en Desarrollo, los BRICS y BASIC y en los planes de la Ronda de Doha. Han alentado sus posiciones en cuestiones tan críticas como la emergencia monetaria mundial, el cambio medioambiental, la seguridad vital y alimentaria y han cooperado para mantener los derechos y las primas de las naciones creadoras.[85]

El 26 de noviembre de 2012, China e India entablaron un amplio diálogo e intercambios sobre cómo reforzar la participación vital, monetaria y de intercambio, avanzar en la correspondencia de los acuerdos financieros a gran escala y la coordinación de , y además desarrollar y ampliar la colaboración en los campos de la especulación, la base, la alta innovación, la eficacia de la energía, la garantía del medio ambiente.[86]

El 19 de septiembre de 2014, el presidente Xi Jinping se reunió en Nueva Delhi con representantes de personalidades y grupos amigos de la India y les otorgó

---

[84]ChinaIndia Relations. "Embassy of People's Republic of China in India.Accessed December 1, 2014. http://in.China-embassy.org/eng/zygxc/gxgk/.

[85]"ChinaIndia Relations. "Embassy of People's Republic of China in India.Accessed December 1, 2014. http://in.China-embassy.org/eng/zygxc/gxgk/.

[86]Segunda reunión del Diálogo Económico Estratégico China-India celebrada en Nueva Delhi" Embajada de la República Popular China en la República de la India. 26 de noviembre de 2012. Consultado el 26 de enero de 2015. http://in.chineseembassy.org/eng/zt/year2012/t993228.htm.

el Premio a la Amistad de los Cinco Principios de la Coexistencia Pacífica en reconocimiento a su compromiso a largo plazo con la causa de la amistad China-India.[87]

Desde que Modi g\cooperation por diversos motivos, por ejemplo.

Se ha desarrollado rápidamente el intercambio cultural, la cooperación educativa y el intercambio de ciencia y tecnología, con especial atención a la economía.

República de la India. 19 de septiembre de 2014. Consultado el 10 de febrero de 2015. http://in.chineseembassy.org/eng/zt/year2012/t993228.htm.

---

[87]"Xi Jinping se reúne con representantes de personajes y grupos amigos de la India y confiere el Premio de Amistad de los Cinco Principios de Coexistencia Pacífica". Embajada de la República Popular China en

Capítulo 4

EL AUGE DE CHINA E INDIA CREANDO COLABORACIÓN Y SUPERVISIÓN DE CONTRASTES

4.1 China-India como potencias económicas y políticas emergentes

El ascenso de China y la India como fuerza financiera y política mundial ha sido evidente en el siglo XXI de cuestiones legislativas mundiales. China es vista como un motor monetario y político de la economía mundial, aunque la experiencia de la India ofrece un estándar sin precedentes de la parte del avance mecánico y el canal de transmisión a través del cual los elementos esenciales de la microeconomía pueden aclarar el logro financiero de la nación. La prosperidad de China y la India ha sido generalmente descifrada como el resultado de florecientes cambios financieros y políticos, que les han permitido participar progresivamente en, y en algunas ocasiones comandar, el intercambio mundial y los ejercicios monetarios. La impresionante ejecución financiera de China y la inconfundible calidad creciente de la India en la innovación, el desarrollo y el intercambio mundial han tenido una enorme importancia.[88]

La relación clave en medio de India y China es el equilibrio para remodelar la escena geopolítica de Asia. La forma en que estas dos fuerzas en desarrollo gestionen su conexión tendrá un efecto tremendo en la fiabilidad y la paz de la zona. Aunque algunos especialistas chinos han previsto que India se enfrente a numerosas dificultades para ayudar a su propio ascenso, China considera que el ascenso de India haría avanzar las intrigas chinas centrales y los destinos clave en lugar de socavarlos. China aceptó que imparte aficiones compartidas regulares a la India.

Una de las enormes ramificaciones del ascenso de India para China desde el punto de vista chino ha sido que el ascenso de India beneficiaría a China a la luz del hecho de que ayuda a debilitar el control de EE.UU. y reducir los requisitos de la unipolaridad .en la petición mundial gobernada por EE.UU., el ascenso de India contribuiría en el empuje de China para amplificar su autosuficiencia en el círculo unipolar. Los especialistas chinos han asignado a India una posición central en la estrategia omnidireccional de China. Contiguo al Tíbet y Xinjiang, India es el estado

[88]paulino, Amelia Uliafnova. "Auge de China e India: Lessons and Implications for Global Developement". En The Rise of China and India: Impacts, Prospects and Implications. Basingstoke: Palgrave Macmillan:, 2010.

vecino que puede tener un efecto en la periferia inmediata de China y también en la solidez de los inestables boondocks occidentales de China. El ascenso de India, tal y como indican los especialistas chinos en , impulsaría las intrigas normales que ambos estados comparten como enormes naciones en proceso de creación. El ascenso de India fomentaría el desarrollo financiero particular de China y el regionalismo asiático. El procedimiento de China hacia una India en ascenso consolida el compromiso completo con la prevención restringida. La sed primordial de este sistema es ampliar el compromiso político, monetario y universal con India para progresar en el objetivo clave de la franja china. A pesar del componente de apoyo en esta metodología, el compromiso más que la disuasión rige la metodología de China.

El compromiso político hace hincapié en los diálogos, las visitas de alto nivel y los mecanismos que institucionalizan la relación bilateral para tranquilizar a India y lograr la cooperación económica e internacional en apoyo de la gran estrategia china. En el ámbito de la defensa, los intercambios militares se suspendieron en 2010 por la cuestión de los visados engrapados, pero se reanudaron en 2011 y se han programado nuevas maniobras militares. La interacción política entre India y China en la última década se ha traducido en una explosión del comercio bilateral. Desde 2000, el volumen de comercio se ha multiplicado por veinte, pasando de 2.900 millones de dólares a 61.700 millones en 2010.[89]

Existen algunos resultados potenciales en los que la rivalidad discretamente agresiva avanza hacia la participación. La conexión sino-india también podría avanzar hacia la participación a largo plazo si India, que se ha quedado muy por detrás de China en términos de fuerza relativa, decidiera adaptarse al ascenso de China ajustándose a su vecino del norte. Los pioneros indios descubrirían que el bandwagoning con China superaba los de intentar depender de planes de juego de seguridad multilaterales o de una connivencia con fuerza significativa. La rivalidad sino-india ha sido hostigada por la búsqueda del desarrollo financiero y de mayores vínculos con la economía mundial.[90]

El prolongado debate sobre la periferia es un claro indicio de la enrevesada relación entre los titanes asiáticos en su intento de ampliar el intercambio y el emprendimiento. Tras sus conversaciones, el primer ministro indio, Narendra Modi, permaneció junto al presidente chino, Xi Jinping, en un encuentro informativo y dijo que le había transmitido las preocupaciones de India en relación con los repetidos

---

[89]Tellis, Ashley J. "Estudios de países". En Asia Responds to Its Rising Powers: China and India. Seattle: Oficina Nacional de Investigación Asiática, 2011.

[90]Frankel, Francine R. "Competencia silenciosa y futuro de las relaciones sino-indias". En The India-China Relationship: Rivalry and Engagement, editado por Harry Harding. Nueva Delhi: Oxford University Press, 2004.

sucesos en la periferia. Ambos pioneros dijeron que la paz y la solidez en la periferia eran esenciales para el desarrollo monetario y el avance en la localidad. La paz y la serenidad en el distrito limítrofe constituyen un establecimiento clave para la confianza común y la certidumbre para comprender la máxima capacidad de nuestra relación", dijo Modi. Las tropas indias y chinas se enfrentaron en las afueras sin marcar de sus naciones en el Himalaya el jueves mientras sus pioneros prometían ayudar a la colaboración monetaria y construir significativamente el interés chino en la base de la India. A pesar de que el debate sobre las afueras parecía ensombrecer las conversaciones, se hicieron algunas afirmaciones. Xi y Modi optaron por iniciar intercambios sobre vitalidad atómica común y marcaron un acuerdo quinquenal de mejora financiera y de intercambio.

Además, accedieron a establecer dos modernas paradas chinas en la India, y China garantizó que invertiría 20.000 millones de dólares en la base india durante los cinco años siguientes. En una concesión digna de mención, China accedió a permitir la apertura de un camino más abierto a Kailash Mansarovar, un lugar de peregrinación hindú en el Himalaya. Asimismo, hablaron de una propuesta impulsada por China para construir un corredor financiero que conectaría Bangladesh, China, India y Myanmar. El intercambio entre ambas naciones ascendió a más de 70.000 millones de dólares en 2013. De todos modos, la escasez de intercambio de la India con China es de alrededor de $ 40 mil millones y hay temores de que podría desarrollarse si China utiliza la India para ofrecer productos fabricados modestos más adelante. Los dos países se han fijado un objetivo de intercambio de 100.000 millones de dólares para 2015, pero ambas partes todavía tienen que limar asperezas en sus enfoques de intercambio y gasto para ayudar a lograr ese objetivo.[91]

Además del buen desarrollo de las relaciones entre China e India, hay tres razones principales que explican la prosperidad de la que ambos países disfrutan desde la década de 1990.

^ La primera razón se refiere al desarrollo económico
^ En segundo lugar, la geopolítica
^ La tercera trata de la filosofía del desarrollo .[92]

La India ha presentado hoy un plan quinquenal de comercio y desarrollo económico coordinado con China con el objetivo de mejorar la balanza comercial. El "Plan

[91]George, Nirmala. "India, China Vow Cooperation As Troops Face Off". The World Post la asociación del Huffington Post y el Instituto Burggruen. 18 de septiembre de 2014. Consultado el 2 de marzo de 2015. http://www.huffingtonpost.com/2014/09/18/India-China-cooperation-troops_n_5844102.html.
[92]Sornarajah, M. "Implications of Sino-Indian Economic Cooperation", en China, India and the International Economic Order. Cambridge: Cambridge University Press, 2010.

Quinquenal de Desarrollo Económico y Comercial" fue revisado por la Ministra de Comercio Nirmala Sitharaman y su cómplice chino Gao Hucheng en la región del Primer Ministro Narendra Modi y pasando por el Presidente Xi Jinping. La afirmación establece una guía a medio plazo para avanzar en el cambio equilibrado y sensato de las relaciones monetarias y comerciales entre China e India, sobre el principio de correspondencia y posición favorable regular. A pesar de otras cosas, trata de reducir la desproporción comercial bilateral y fortalecer el interés de la India por reconocer la hipótesis de 20.000 millones de dólares de China en 5 años. De la misma manera un claro, constante y dinero relacionado maestro muy arreglado ambiente de negocios y una mayor cooperación entre las Cámaras de Comercio y los rangos relacionados con el efectivo de los dos países serían igualmente garantizados en virtud del entendimiento. La apertura comercial entre los dos países se mantuvo en 35.000 millones de dólares para China.

Hace un año, el comercio bilateral total ascendía a 66.400 millones de dólares. Además, Sitharaman y Gao presentaron las actas de la décima sesión del Grupo Económico Conjunto India-China celebrada recientemente en Pekín. Ambas partes, en medio de la reunión de Pekín, mantuvieron conversaciones rápidas y sucias sobre diversos temas para progresar en una amplia y significativa cooperación comercial y monetaria y acordaron tomar medidas para lograr un comercio plausible y equilibrado. También se examinaron medidas específicas para mejorar el acceso de las empresas a los productos indios, por ejemplo, agrícolas y farmacéuticos, y el precio de las administraciones.[93]

4.2 Ámbitos de cooperación

En algunas cuestiones, básicamente de interés normal, India y China han cooperado con un nivel razonable de logros. Si bien las conversaciones sobre el debate de las afueras han apuntado a unos primeros logros mínimos, teniendo en cuenta que ambas naciones están ocupadas en reforzar su preparación marginal, también han dado algunos pasos para mejorar la construcción de la certidumbre compartida. Se han creado líneas directas entre los líderes de las manijas, y las dos naciones han consentido en dirigir actividades militares conjuntas. Además, se celebran reuniones a distancia entre el personal de las fuerzas armadas. Han continuado los intercambios militares que Nueva Delhi había suspendido para protestar contra la decisión de China de denegar el permiso de viaje al teniente general B.S. Jaswal, jefe del Mando Norte, que cubre la región de Jammu y Cachemira. Las cumbres de la ONU sobre

[93]"Visita del Presidente chino Xi Jinping: India y China firman un pacto comercial y de cooperación económica de 5 años". The Economic times. 18 de septiembre de 2014. Consultado el 1 de marzo de 2015. http://articles.economictimes.Indiatimes.com/2014-09-18/news/54068285_1_trade-gap-gao-hucheng-total-bilateral-trade.

medio ambiente, especialmente desde la Cumbre de Río de 1992, han sido el campo de batalla entre las naciones creadas y las creadoras. Se censuran mutuamente por la corrupción natural y el cambio climático antinatural. China e India, siendo los focos fundamentales de retroalimentación por parte de EEUU y sus acompañantes, han compuesto hasta ahora eficazmente sus métodos en las cumbres naturales. EEUU y otros países occidentales quieren que India y China se acojan a la segunda fase del Protocolo de Kioto, que probablemente se prorrogará en 2012.

El Protocolo de Kioto, en su estructura disponible, obliga sólo a naciones creadas como EEUU, Gran Bretaña y Japón a disminuir sus emanaciones de gases de vivero. En Copenhague, los países desarrollados intentaron que China reconociera por sí sola su obligación de reducir las emisiones de gases de invernadero, pero India frustró su intento al unirse a China.[94] Cabe destacar que China es el mayor emisor de gases de invernadero, mientras que la emisión de India es considerablemente menor. China representa 21 cada céntimo de las emanaciones mundiales; la oferta de India se evalúa en torno a 5 cada céntimo. En Cancún, estas dos naciones permanecieron además unidas contra el peso montado sobre ellas para reconocer legítimamente la responsabilidad de reducir las emisiones de gas de vivero. No obstante, han reconocido su deber voluntario en este sentido. El marco monetario y presupuestario mundial ha notado la entrada de estas dos economías asiáticas en ascenso. La fuerza ha pasado del G-8 al G-20, que incorpora tanto a India como a China.

En su Cumbre de Pittsburgh, el G-20 consintió en trasladar a las naciones creadoras un porcentaje más elevado de la oferta de participaciones del Fondo Monetario Internacional (FMI). Occidente, golpeado por el hundimiento, está rindiendo pleitesía a India y China, que han salido indemnes. En la Ronda de Doha de transacciones de la Organización Mundial del Comercio (OMC), India y China compusieron sus posiciones sobre algunas cuestiones. Será muy beneficioso para ambas partes cooperar también en otros ámbitos, como la seguridad vital y la seguridad marítima.

4.3 Diplomacia comercial y económica

No hace mucho, el volumen comercial entre ambos países era bajo, pero había un impresionante superávit comercial a favor de India. Hoy, el comercio bilateral es mucho mayor, pero existe un enorme superávit comercial a favor de China. En 2004, India disfrutó de un superávit comercial de 1.750 millones de dólares, pero en 2008, su balanza comercial con China alcanzó un déficit de 11.000 millones de dólares. Este déficit aumentó a 20.000 millones de dólares en 2010. El comercio entre ambos países pasó de sólo 3.000 millones de dólares en 2000 a 52.000 millones en 2008; en

[94]The Hindu, 16 de enero de 2010; Ibídem, 10 de mayo de 2010.

2010, superó los 60.000 millones. Mientras que China ha sustituido a EE.UU. como mayor socio comercial de India, India pasa a ser el décimo mayor socio comercial de China. China exporta sobre todo productos manufacturados y de alta tecnología a India, mientras que las exportaciones indias a ese país comprenden sobre todo materias primas y semiacabados, principalmente mineral de hierro utilizado para fabricar acero.[95] Los productos chinos tienen la ventaja de su bajo precio. China ha creado varios obstáculos para facilitar el acceso de las empresas indias de TI y farmacéuticas a su mercado. Se espera que Pekín aborde pronto estas quejas de India para que pueda prevalecer un mayor equilibrio en el comercio bilateral.

El comercio tiene la capacidad de traspasar las barreras políticas, pero la disociación de las relaciones políticas y económicas tiene un límite. Mientras que la mejora de las relaciones económicas allanará el camino para unas mejores relaciones políticas, la necesidad de más comercio puede ser un incentivo para mejorar las relaciones políticas. India es el líder natural del sur de Asia, pero a menudo ha mantenido relaciones tensas con la mayoría de los países de la región, y China está aprovechando este hecho para promover sus intereses económicos y estratégicos en la región.

Tras un largo olvido, su política de "mirar al Este", concretada a mediados de los noventa, ha colocado a India en una buena posición en el Sudeste Asiático, pero China, por geografía, dinero, poder y gran diáspora, sigue mejor situada para promover sus intereses en la región. La Asociación de Naciones del Sudeste Asiático (ASEAN), con un mercado combinado de 1.800 millones de personas y un PIB total de 2.800 millones de dólares, es un gran atractivo y tanto China como India, junto con Estados Unidos, Japón y Corea del Sur, están deseosas de entrar en este mercado.

Los países locales, desconcertados por la "asertividad" y la postura "agresiva" de China, miran a Estados Unidos e India como fuerzas compensatorias.[96] Tanto China como India han declarado que no son rivales por los mercados del Tercer Mundo, pero un vistazo a sus actividades en África da la sensación contraria.[97] En la creación de vínculos económicos en este continente, China ha robado terreno a India. Mucho antes que ésta, ha intentado cortejar a los países locales mediante una inteligente mezcla de ayuda, inversión y construcción de carreteras y otras infraestructuras, y ofensiva diplomática. Esto le ha ayudado a acceder a su petróleo y a varias materias primas valiosas.

---

[95] Pragya Singh, "Shanghai Surprise", Outlook, Nueva Delhi, 29 de enero de 2009, p. 55.

[96] "Eastward Ho!", The Times of India, editorial, 28 de julio de 2009.

[97] Harry G. Broadman, "India and China go to Africa: New Deals in the Developing World", Foreign Affairs, Vol. 87, No. 2, marzo-abril de 2008, pp. 95-109.

En términos de comercio, China está muy por delante. El comercio China-África en 2010 fue de 126.900 millones de dólares, mientras que el comercio India-África apenas alcanzó los 40.000 millones de dólares.[98] Aunque llega tarde, India está intentando aprovechar sus antiguos lazos con la población local a través de la diáspora india, su liderazgo tercermundista en los foros internacionales y su democracia. Al parecer, para contrarrestar el éxito de una cumbre de países africanos organizada por el Gobierno chino en Pekín en 2006, el Gobierno indio ha organizado dos cumbres de países africanos: una en 2008 y otra en 2011.

India, interesada en el petróleo y el comercio de África, se esfuerza por ganarse a los países africanos ofreciéndoles ayuda, conocimientos y capacidades. Se ha embarcado en un programa de fortalecimiento de la base de recursos humanos de estos países. Su estrategia para África consiste en "añadir valor" o crear capacidad, es decir, mejorar las capacidades africanas, tanto materiales como humanas. En la segunda cumbre del Foro India-África, celebrada en Addis Abeba en mayo de 2011, el primer ministro Singh anunció una línea de crédito de 5.000 millones de dólares durante tres años para proyectos de desarrollo y 3 millones de dólares para la línea ferroviaria Etiopía-Yibuti. En la primera cumbre del foro, celebrada en 2008, India había ofrecido 5.400 millones de dólares para la integración regional mediante el desarrollo de infraestructuras. También en la diplomacia de la ayuda, China va por delante: ha concedido préstamos en condiciones favorables por valor de 10.000 millones de dólares a un número de países africanos. A través de la "diplomacia del yuan", intenta ganarse la simpatía de los países africanos y otros países en desarrollo (por ejemplo, de América Latina). Tanto India como China desean tener un acceso fácil y seguro a los recursos energéticos de Asia Occidental y Asia Central.[99]

Las relaciones monetarias entre India y China constituyen un componente imperativo de la asociación clave y útil entre ambas naciones. Se han creado varios sistemas institucionales para mejorar y fortalecer la participación monetaria entre ambas naciones. Además del Grupo Económico Conjunto India-China sobre Relaciones Económicas y Comercio, Ciencia y Tecnología (JEG) y del Diálogo Estratégico y Económico India-China (SED), desde 2006 existe un Diálogo Financiero entre ambos países.

Diálogo Financiero India-China: De acuerdo con el Memorando de Entendimiento sobre el envío del Diálogo Financiero entre India y China, verificado en medio de la visita del Primer Ministro chino Wen Jiabao a India en abril de 2005, las dos partes han celebrado adecuadamente siete Diálogos Financieros en abril de

---

[98]"Un buen comienzo", The Times of India, 26 de mayo de 2011.

[99] J.K. Baral (2012): Conflict and Cooperation in India-China Relations, Journal of Defence Studies, Vol-6, Issue-2. pp-78-93.

2006, diciembre de 2007, enero de 2009, septiembre de 2010, noviembre de 2011, septiembre de 2013 y diciembre de 2014 individualmente. El Séptimo Diálogo Financiero India-China se celebró el 19 de diciembre de 2014 en Nueva Delhi. Al final del Diálogo se hizo una Declaración Conjunta. En el marco de este Diálogo, las dos partes mantuvieron intercambios exhaustivos sobre las nuevas dificultades a las que se enfrenta la economía mundial, las circunstancias y enfoques financieros a gran escala en India y China, el avance de los cambios básicos en ambas naciones, la participación en los sistemas multilaterales y la colaboración monetaria recíproca. Está previsto que el Octavo Diálogo Financiero India-China se celebre en China en 2015.

Mantener los vínculos monetarios: Muchos bancos indios han construido sus proximidades en el terreno de China en el último par de años. Cuatro bancos indios, en concreto, State Bank of India (Shanghai y Tianjin), Canara Bank (Shanghai), Bank of Baroda (Guangzhou) y Bank of India (Shenzhen) tienen sucursales en China. En la actualidad, el State Bank of India es el principal banco indio que cuenta con la aprobación para dirigir el negocio del dinero vecinal (RMB) en su sucursal de Shanghái. Además, el ir de la mano con los entornos de trabajo de los operadores de los bancos indios son de la misma manera de trabajo en el dominio de China: Axis Bank (Shanghai), Punjab National Bank, (Shanghai), Union Bank of India (Shanghai y Beijing), ICICI Bank (Shanghai), Bank of India (Beijing), Union Bank of India (Beijing) y Indian Overseas Bank (Guangzhou).

Más bancos indios necesitan rediseñar sus Oficinas de Representación en China para entornos de trabajo de sucursales y los entornos de trabajo de sucursales existentes están apelando a la licencia RMB. Además, Turn Bank e ICICI Bank (Shanghái) han obtenido la autorización para abrir sucursales. A mediados de 2011, el Banco Industrial y Comercial de China (ICBC) obtuvo una subvención para iniciar operaciones de ahorro de efectivo en la India. El ICBC presentó su sucursal de Bombay el 15 de septiembre de 2011. Esto supuso la apertura de la primera sucursal de un banco chino en la India.

Además, diversas asociaciones gubernamentales y centros de trabajo de ambos países se han unido para contribuir al esfuerzo conjunto en ámbitos como la evaluación, la revisión, la mejora de los recursos humanos y el trabajo, el bienestar, el desarrollo urbano y rural y el turismo. También existe un estrecho intercambio y comunicación entre las organizaciones de investigación monetaria y los investigadores. El año 2015 se está celebrando como el "Año de Visitar India en China". La organización de los ejercicios relacionados con el turismo se organizan a partir del envío de la "Visita India Año 2015" mutuamente por el Honorable Ministro de Asuntos Exteriores Sushma Swaraj y el viceprimer ministro chino Wang Yang en

Beijing el 2 de febrero de 2015. La India y China han acordado mutuamente elevar los intercambios de individuo a individuo a través del turismo.

4.4 Relaciones comerciales bilaterales

Facilitar la respectiva participación empresarial en todos los campos, fundamentalmente en la creación de fundaciones, la producción y la agricultura, con especial atención a las empresas a gran escala, incluido el transporte ferroviario y los parques modernos; Pekín está promoviendo la ampliación de las especulaciones chinas en la India, India está promoviendo un mayor entusiasmo de las organizaciones indias hacia el sector empresarial chino, desarrollando el comercio social y los lazos de ayuda entre los países, fortaleciendo la colaboración entre las zonas urbanas hermanas, fomentando la participación en cuestiones territoriales y mundiales, una estrecha coordinación de posiciones sobre cuestiones clave como un aspecto importante de los BRICS, la participación de China, Rusia e India, el G20 y la Cumbre de Asia Oriental, realizando esfuerzos adicionales para determinar los contrastes entre las dos naciones para mantener la paz y la serenidad en las zonas limítrofes con el objetivo de resolver la cuestión de los límites por etapas. Pekín ve al último vencedor de las elecciones parlamentarias indias, Narendra Modi, como un "poderoso administrador", que se concentrará en las partes monetarias de la asociación y tendrá en cuenta las aficiones nacionales para extender los cambios, mejorar la economía y ampliar el bienestar de la población.[100]

4.4.1 Comercio bilateral

El intercambio recíproco entre India y China en 2014 se mantuvo en 70.250 millones de dólares. Las tarifas de India a China fueron de 11.980 millones de dólares, mientras que las tarifas de China fueron de 58.270 millones de dólares, lo que supuso un déficit de intercambio de 46.290 millones de dólares. El intercambio recíproco entre India y China, que en 2000 era de 2.920 millones de dólares, ascendió a 41.850 millones en 2008, lo que convirtió a China en el mayor cómplice de India en el intercambio de productos, desbancando a Estados Unidos.

En 2011, el intercambio bilateral se mantuvo en 69.370 millones de dólares. Las tarifas agregadas de India a China en 2011 fueron de 16.540 millones de dólares y las tarifas de China a India ascendieron a 52.830 millones de dólares. El déficit de intercambio de la India para el año 2011 se mantuvo en 36.280 millones de dólares. El intercambio de China con la India y el mundo para el año 2012 reflejó los patrones del paro financiero mundial, marcado por una menor utilización y un desarrollo más lento en los volúmenes de intercambio. Los productos de intercambio agregados

---

[100]Odintsov, Vladimir. "China e India: Asociación estratégica y cooperación". NEO New Eastern Outlook, 2014

India-China para 2012 se mantuvieron en 66.750 millones de dólares, registrando un descenso. Las tarifas de la India a China en 2012 ascendieron a 14.870 millones de dólares, mientras que las importaciones alcanzaron un total de 51.880 millones de dólares, registrando una disminución con respecto a la cifra de 2011. La escasez de divisas para India en 2012 se mantuvo en 37.010 millones de dólares. El intercambio respectivo entre India y China para 2013 se mantuvo en 65.900 millones de dólares. Las tarifas de India a China alcanzaron los 14.500 millones de dólares, mientras que las tarifas de China fueron de 51.380 millones de dólares, lo que supuso un déficit de divisas de 36.880 millones de dólares.

4.4.2 Inversiones bilaterales

4.4.2.1 Las inversiones de China en India

^ En 2007, dieciséis millones de dólares estadounidenses.

^ En 2008, cuarenta y nueve coma uno (49,1) millones de dólares estadounidenses.

^ En 2010, treinta y tres (33) millones de dólares estadounidenses (intereses no presupuestarios de China en India.

^ En 2011, noventa y cinco coma noventa (95,90) millones de dólares estadounidenses (interés no presupuestario de China en India.

^ En 2012, ciento cincuenta y cuatro (154) millones de dólares estadounidenses (interés no presupuestario de China en India.

^ En diciembre de 2013, (2.763) millones de dólares estadounidenses (total, interés no presupuestario de China en India.

^ En 2014, 243 millones de dólares estadounidenses (inversión no presupuestaria de China en India.

4.4.2.2 La inversión de India en China

^ En 2006, 52 millones de dólares estadounidenses.

^ En 2007, 34 millones de dólares en 78 proyectos.

^ En 2008, 257 millones de dólares en 92 proyectos.

^ En 2010, la IED de la India en China en 77 proyectos; la especulación de 55 millones de EE.UU. dólar.

^ En 2011, la IED de la India en China en 130 empresas; la especulación de 42,17 millones de dólares EE.UU..

^ En 2012, la IED de India en China ascendió a 44 millones de dólares estadounidenses.

> En 2014, la IED de India en China fue de 50,75 millones de dólares estadounidenses.

^ Hasta 2014- Inversión india en China (total)

4.4.3 Acuerdos y proyectos de China con India

^ En 2007, la cifra de negocio ascendió a 4.560 millones de dólares, con unos ingresos reconocidos de 1.990 millones de dólares.
^ En 2008, el volumen de negocio ascendió a 12.900 millones de dólares, con unos ingresos reconocidos de 4.300 millones de dólares.
^ En 2010, el volumen de negocio ascendió a 6.900 millones de dólares, y los ingresos reconocidos, a 5.800 millones.
^ En 2011, de enero a diciembre, el pacto ascendió a 14.060 millones de dólares, con unos ingresos reconocidos de 7.440 millones de dólares.
^ La estimación colectiva de las empresas chinas en diciembre de 2011 fue de 55.610 millones de dólares. Los ingresos generales reconocidos por los siguientes proyectos en diciembre de 2011 ascendían a 26.820 millones de dólares.
^ A finales de junio de 2012, la estimación total de los acuerdos entre India y China ascendía a 57.590 millones de dólares, con unos ingresos reconocidos de 29.780 millones de dólares.
^ A finales de febrero de 2013, la estimación agregada del acuerdo entre India y China alcanzó los 60,21 con un rendimiento reconocido de 34,3 mil millones de dólares estadounidenses.
^ 2014-Contrato por valor de 1.567 millones de dólares, volumen de negocio reconocido de 2.536 millones de dólares.
^ Hasta 2014-Contrato marcó 63.703 millones de dólares, volumen de negocios reconocido.

4.5 Mecanismos intergubernamentales

Para el compromiso financiero y comercial de China e India, existen un par de partes institucionales. Durante la pasada visita del Primer Ministro Rajiv Gandhi a China, para el desarrollo de las relaciones económicas y comerciales bilaterales y la promoción de la ciencia y la tecnología, se estableció en 1988 un marco de diálogo a nivel administrativo denominado Grupo Económico Conjunto. Con el fin de investigar las posibilidades editoriales entre los dos países en el comercio desarrollado y los esfuerzos presupuestarios coordinados, se creó un Grupo de Estudio común tras la visita del anterior Primer Ministro Vajpayee a China en junio de 2003. Siguiendo su recomendación, se creó un Grupo de Trabajo Conjunto (JTF) para estudiar la viabilidad de un Acuerdo Comercial Regional India-China. El informe del JTF se realizó en octubre de 2007. También existen Grupos de Trabajo Conjuntos sobre Comercio, Agricultura y Energía en . En diciembre de 2010, ambos países acordaron establecer el Diálogo Estratégico y Económico India-China (SED), que se celebró por primera vez en Pekín el 26 de septiembre de 2011.

4.6 Diálogo Estratégico y Económico India-China (SED)

Durante la visita del primer ministro chino, Wen Jiabao, a India en diciembre de 2010, India y China acordaron establecer el sistema de Diálogo Estratégico y Económico. El SED es una reunión para que ambas partes hablen sobre cuestiones financieras clave a gran escala que afectan a ambos países como consecuencia de la cambiante escena monetaria y relacionada con el dinero en todo el mundo, para compartir sus mejores prácticas individuales y en el cuidado de poner a prueba las cuestiones monetarias residenciales y reconocer campos particulares para la mejora de la colaboración, el aprendizaje y el intercambio de experiencias. En la SED, la parte india estará presidida por Montek Singh Ahluwalia, Vicepresidente de la Comisión de Planificación, y la china por Zhang Ping, Presidente de la Comisión Nacional de Desarrollo y Reformas (NDRC).

Por 26th y 27th de septiembre de 2011, la primera reunión de diálogo económico estratégico entre China y la India celebrada en Beijing. Los problemas que habían sido examinados en esa primera reunión de diálogo económico estratégico preámbulo integrado en el camino hacia las necesidades de acuerdo duodécimo del estado de China y la India, además de un debate en curso sobre el dinero de cada nación relacionados y acuerdos relacionados con el efectivo, filosofías meandro de las dos naciones, marcos sobre la protección de la vitalidad y el medio ambiente atestación y así sucesivamente.

Ambos países decidieron crear grupos operativos. Los dos Estados optaron por grupos de trabajo de cinco miembros, que se ocupan de la sincronización, la fundación, la vitalidad, la seguridad medioambiental y la innovación.

Además de las reuniones de funcionarios, en las que se abordaron punto por punto los 3 asuntos sociales de trabajo sobre Infraestructuras e Inversión, conducidas por Shri Vinay Mittal, Presidente de la Junta de Ferrocarriles. Gestión del Agua, a cargo de Dhruv Vijay Singh, Secretario de Recursos Hídricos, y Eficiencia Energética, a cargo de Ajay Mathur, Director General de la Oficina de Eficiencia Energética. Además, el SED incluyó una visita a Tianjin, donde el plan indio se familiarizó con la oficina de desalinización de agua. Hacia el final de los asuntos sociales oficiales, ambas partes firmaron por igual el Acta Acordada del primer diálogo económico estratégico.

Por 26/11/2012, la segunda reunión de diálogo económico estratégico celebrada en Delhi, la ciudad de la India. En medio de la segunda reunión del SED, los representantes de ambas partes de la India y China hablaron de una amplia mezcla de enfoques contando con un apoyo más inequívoco, fortaleciendo la correspondencia en metodologías financieras a gran escala, creando y amplificando el comercio y el vagabundeo e impulsando el esfuerzo conjunto bilateral en las regiones presupuestarias y de base. Los 5 grupos de trabajo propusieron algunas ideas a y las recomendaciones/propuestas preparadas por estos 5 grupos operativos se debatieron en el segundo Diálogo junto con los detalles de la dirección para sus próximos ejercicios e implementaciones. Ambas naciones coincidieron en que, en las actuales condiciones generales de liquidez, era esencial aumentar la intensidad del compromiso monetario entre ambos países.

En medio del segundo diálogo económico estratégico en la India, China y la India denotaron además siete memorandos de entendimiento empresariales y cuatro de Gobierno a Gobierno. Los componentes sin pretensiones de los memorandos de entendimiento de Gobierno a Gobierno son los siguientes:

(a) MOU (Memorando de Entendimiento) entre la Comisión Nacional de Desarrollo y Reforma del Gobierno de la República Popular China y la Comisión de Planificación del Gobierno de la República de la India.

(b) MOU (Memorandum of Understanding)China on Enhancing Cooperation in the Field of Energy Efficiency entre la Oficina de Eficiencia Energética, Ministerio de Energía, Gobierno de India y la Comisión Nacional de Desarrollo y Reforma del Gobierno de China.

(c) MOU (Memorandum of Understanding)entre los Ministerios de Ferrocarriles del Gobierno de China e India sobre el rediseño de la inversión particular en la parte ferroviaria.

(d) MOU (Memorandum of Understanding) sobre la mejora de la cooperación en el sector de las TI/ITES entre la Asociación nacional india de empresas de software y servicios y la asociación china de la industria del software.

La tercera reunión del Diálogo Económico Estratégico (SED) India-China tuvo lugar en Pekín el 18 de marzo de 2014. Las dos partes fueron conducidas por el Sr. Montek Singh Ahluwalia, Vicepresidente de la Comisión de Planificación y el Sr. Xu Shaoshi, Presidente de la NDRC de forma autónoma. En el transcurso de la tercera reunión, las dos partes evaluaron cuestiones de gran envergadura y las propuestas y sugerencias formuladas en los cinco eventos sociales de trabajo se consideraron también en el transcurso del tercer diálogo. En el marco de la 3ª SED se firmaron dos MoU sobre urbanización sostenible y cooperación en el ámbito de las tecnologías de la información y la comunicación. Además, en el marco del 3er SED se firmaron dos Memorandos de Entendimiento sobre Urbanización Sostenible y Cooperación en el ámbito de las Tecnologías de la Información y la Comunicación.

4.7 Grupo Económico Mixto

El Grupo Económico Conjunto India-China sobre Relaciones Económicas y Comercio, Ciencia y Tecnología (JEG) es un segmento de diálogo a nivel administrativo desarrollado en 1988 en medio de la visita del ex Primer Ministro Rajiv Gandhi a China. Hasta la fecha, el JEG se ha reunido en nueve ocasiones. El registro de las siete reuniones anteriores del JEG figura a continuación:

Sesión	**Lugar**	**Fecha**
Ante todo Sesión	India (Delhi)	11/18,19/1989
Segunda sesión	China (Pekín)	2/06/1991
Tercera sesión	India (Delhi)	12/09/1991
Cuarta sesión	China (Pekín)	1/04/1993
Quinta sesión	India (Delhi)	6/13/1994
Sexta sesión	China (Pekín)	2/19, 20/2000
Siete sesiones	India (Delhi)	3/16/2006
Octava sesión	China (Pekín)	1/29/2009
Novena sesión	India (Delhi)	8/27/2012
Décima sesión	China (Pekín)	9/02/2014

El Ministro de Comercio e Industria de la India, Sr. Anand Sharma, y el Ministro de Comercio de la República Popular China, Sr. Chen Deming, determinaron conjuntamente la novena reunión del Grupo Económico Conjunto (GEC). La décima reunión se celebró el 2 de septiembre de 2014 en Pekín y fue dirigida conjuntamente por la Sra. Nirmala Sitharaman, Ministra de Estado de Comercio e Industria, y el Sr. Gao Hucheng, Ministro de Comercio de la República Popular China.

4.8 Empresas indias en China

A través del avance en medio de los negocios de dos caras de la República Popular China y las repúblicas de la India en los últimos años, varias asociaciones de la India comenzaron a establecer operaciones chinas para instituir juntos clientes MNC y sus propios clientes indios en la República Popular China. Las empresas de actividades indias en China son como entornos de trabajo ilustrativos y como esfuerzos conjuntos con las asociaciones de China. Éstas están interesadas en la recolección de productos farmacéuticos, tubos seguros, energía eólica, partes de automóviles, etc.

Las organizaciones dedicadas a la tecnología de la información y la tecnología de la información (dirección de TI, cursos de acción de programación y programación específica) comercian, mantienen el efectivo y reúnen los tratos. Mientras que la reunión del comercio de la India se limita esencialmente a las zonas urbanas portuarias notables, por ejemplo, Guangzhou y Shenzhen, que son, además, presente en gran número en los puntos donde la China ha establecido almacenes y mercados extensos, por ejemplo, Yiwu. La mayor parte de las asociaciones de la India se establecen en Shanghai, que es conocido por ser el centro relacionado con el efectivo de China, mientras que un pequeño número de asociaciones indias han establecido entornos de trabajo en Beijing, la capital de China. Algunas de las organizaciones más importantes de la India en China son las siguientes

a) TCS
b) Cementos Binani
c) Fragua Bharat
d) Aurobindo Pharma
e) NIIT
f) Wipro
g) Infosys
h) APTECH
i) Mahindra Satyam
j) Fijaciones SUNDARAM
k) Industrias Reliance
l) Hijos de TATA

De acuerdo con los registros, 10 bancos de la India han establecido sus maniobras en China. Las maniobras de los bancos se clasifican en entorno de trabajo de sucursal y entorno de trabajo de operador. Los bancos del ambiente de trabajo de la rama son:

a) Banco de la India
b) Banco Estatal de la India
c) Banco de Baroda
d) Banco Canara

Los bancos de entornos de trabajo de los operadores incluyen:

a) Banco UCO
b) Union Bank of India
c) Bancos Nacionales del Punjab
d) Banco Allahabad
e) Banco Indio de Ultramar

Además de los bancos PSU, los bancos privados, por ejemplo, Axis, ICICI también tienen entornos de trabajo delegados en China.

4.9 Empresas chinas en la India

Como se indica por los datos accesibles por la Embajada de la India, en la India, cerca de un centenar de filiales chinas se han establecido. Diferentes críticas del estado de China aseguró la relación en la mecánica se reúnen y la estructura de avance triunfo empresas dentro de la India, así como han lanzado situaciones de trabajo tarea. Algunas de estas empresas son las siguientes:

a) Sany Heavy Industry Ltd
b) Sinoacero
c) Corporación Sino Hydro
d) China Dongfang Internacional
e) Baoshan Iron & Steel Ltd
f) Shougang Internacional

El aparejo que hace las afiliaciones, la tecnología de la información, y la electrónica de China también maniobra en la India. Combina:

a) TCL
b) Haier
c) Tecnologías Huawei
d) ZTE

Un sinfín de afiliaciones se consolidan en las conexiones EPC del sector energético. Se trata de Shanghai Electric, Harbin Electric, Dongfang Electric, Shenyang Electric y otras. La inmensa empresa automovilística china Beijing Automotive Industry Corporation ha comenzado a invertir doscientos cincuenta millones de dólares en una planta de vehículos en la ciudad india de Pune. Planos establecidos por el creador de transformadores con sede en Xinjiang para colocar recursos en una oficina de eventos sociales en Gujarat (India). En medio de la visita del primer ministro chino a la India, Huawei informó de que iba a invertir en una oficina de construcción de equipos de telecomunicaciones en la India (Chennai).

En la 5ª cumbre de los BRICS, celebrada en Durban (Sudáfrica) el 27 de marzo de 2013, los pioneros de los BRICS crearon el Nuevo Banco de Desarrollo (NBD). El banco de desarrollo de los BRICS servirá de contrapeso a poderosos prestamistas internacionales como el Banco Mundial y el Fondo Monetario

Internacional.[101]

Con diferentes perspectivas de la relación recíproca, la interacción bilateral en materia de defensa entre la India y China se ha ido desarrollando constantemente. El Ministro de Defensa de la India visitó China en julio de 2013. Sin perjuicio de otros intercambios anormales a nivel estatal y utilitario, la preparación conjunta hostil al terrorismo "Actividad Mano a Mano 2013" se dirigió en Sichuan, China. El cambio de lazos a dos bandas en el ámbito de la seguridad, así como en diferentes campos en los que las dos naciones están progresivamente trabadas, también ayudó a reforzar las interacciones entre ambas naciones.[102]

El Acuerdo de cooperación en el ámbito de la ciencia y la tecnología es el acuerdo marco, dentro de cuya estructura se han marcado y se están actualizando diferentes afirmaciones/MoUs entre asociaciones/grupos experimentales de ambas naciones. Concibe el comercio de investigadores, el comercio de datos y documentación exploratoria y especializada, la asociación de clases y reuniones lógicas y especializadas recíprocas, la prueba de distinción conjunta de cuestiones experimentales y especializadas y el detalle y la ejecución de programas de examen conjuntos, etc.

El Acuerdo determina la fundación de un componente del Comité Conjunto India-China sobre Colaboración Científica y Tecnológica para organizar, facilitar, examinar y fomentar la participación en los campos mencionados. El Comité Mixto se ha reunido hasta ahora seis veces según el calendario que figura a continuación.

I. Primera Sesión Nueva Delhi 30-31 marzo, 1989
II. Segunda sesión Pekín 22-24 julio, 1991
III. Tercera Sesión Nueva Delhi 19-20Abril, 1993
IV. Cuarta sesión Pekín 26 de mayo de 1999
V. Quinta sesión Nueva Delhi 8 de febrero de 2002

VI. Sexta sesión Pekín 10 de septiembre de 2013

En el transcurso de la 3ª Reunión del Comité Mixto, se distinguieron los 8 territorios de necesidad de colaboración adjuntos:

(i) Láser

[101]Powell, Anita. "BRICS Leaders Optimist about New DevelopementBank", Voice of America. 27 de marzo de 2013. Consultado el 11 de marzo de 2015. http://www.voanews.com/content/brics-summit-leaders- optimistic-about-new-development-bank/1629583.html.

[102]Banerjee, Dipankar, y Jabin T. Jacob. "India-China Relations in the 21st Century : Seeking Confidence and Convergence". En Military Confidence-building and India-China Relations: Fighting Distrust. 1ª ed. Pentagon Press, 2013.

(ii) Materiales y Ciencias de la Tierra
(iii) Espacio y teledetección
(iv) Horticultura y pesca
(v) Ingeniería de compuestos con acento en los plásticos técnicos
(vi) Solución especialmente aparatos, instrumentación y Medicina Tradicional
(vii) Biotecnología
(viii) Gadgets

En medio de las consiguientes reuniones del Comité Mixto, se reconocieron las zonas de necesidad adicional de participación que las acompañaban:

(i) Biotecnología
(ii) Ciencia médica e innovación
(iii) Ciencia y tecnología de materiales, incluidos los materiales propulsados
(iv) Ciencias de la Tierra, incluida la disminución de la calamidad común
(v) Ciencia química e innovación
(vi) Aeronáutica
(vii) Hardware electrónico y tecnologías de la información, incluido el desarrollo de software
(viii) Ciencia de materiales de alta energía
(ix) Astronomía
(x) Mitigación de catástrofes naturales

En la 6ª reunión del Comité de Trabajo Conjunto, que fue la primera en 11 años, ambas partes decidieron colaborar en (i) el alivio de los temblores y fiascos característicos, (ii) la observación de las estrellas y la astronomía, (iii) la investigación sobre el cambio medioambiental, y, (iv) la información convencional y la medicación.

4.10 Grupo de Trabajo Conjunto de Cooperación Forestal

1. En noviembre de 2006 se firmó un Acuerdo de Cooperación Forestal entre el Ministerio de Medio Ambiente y Bosques de India y la Administración Forestal Estatal de China. La ascensión visualiza ocho zonas de participación que incluyen la mejora y el uso de los activos forestales. El Sr. Amitabh Kant, Secretario del Departamento de Política Industrial y Promoción (DIPP), Ministerio de Comercio e Industria del Gobierno de la India, invitó a las empresas chinas a aprovechar las nuevas y emocionantes oportunidades de inversión en la India esta mañana en un roadshow de Make In India organizado por el Consulado General de la India en colaboración con el Consejo Chino para la Promoción del Comercio Internacional (CCPIT) de Shanghai. El roadshow contó con la participación de más de 170 ejecutivos de negocios de las principales empresas chinas de la Región de China Oriental que cubren una amplia gama de sectores.

2. El Sr. Kant destacó las ventajas únicas que ofrece India a las empresas manufactureras, entre las que se incluyen una amplia reserva de mano de obra cualificada, bajos costes laborales y las nuevas políticas e iniciativas adoptadas por el Gobierno de India para ampliar la fabricación en el marco de "Make-in-India", así como para promover la facilidad de hacer negocios y facilitar la inversión.

3. Se ofrecieron detalles sobre políticas y oportunidades concretas en 25 sectores, como el energético, el del automóvil y autopartes, las energías renovables, el farmacéutico, el químico, las infraestructuras, etc.

4. También hicieron presentaciones empresas chinas como Shanghai Urban Construction Group (SUCG), que ha participado en varios proyectos de infraestructuras en India, y Wanfeng Auto, que ha invertido en una planta de fabricación de ruedas de automóvil en Haryana. Estas empresas destacaron el apoyo que habían recibido del gobierno y las autoridades de India y animaron a otras empresas chinas a aprovechar la oportunidad.

5. El Secretario Kant también interactuó por separado con varias grandes empresas de infraestructuras y energías renovables. El Cónsul General comunicó que varias de las principales empresas chinas de , especialmente las del sector de las energías renovables, estaban ampliando sus operaciones/inversiones en India.[103]

4.11 Medidas para reforzar la confianza

India y China presentan un curioso caso de "participación obligada", en el que las intrigas monetariamente focalizadas tienden a eclipsar falsamente los contrastes vitales ganadores. Para reducir el contacto potencial, se necesitan nuevas medidas de fomento de la confianza (CBM) entre India y China. La capacidad de las CBM reside en la unión de las aficiones monetarias y su centralidad geoestratégica para la paz y la fiabilidad locales.

4.12 Comercio sin fronteras

India y China habían firmado un acuerdo bilateral sobre la ruta alternativa de Nathula.[104] Se confía en que la apertura de Nathu La dé otro apoyo a su intercambio periférico, el efecto de la apertura de Nathu La a partir de junio de 2003 se ha empezado a ver a partir de ahora con respecto a esta determinación alentadora del debate periférico China-India a largo plazo. Entre otras cosas, se espera que el intercambio fronterizo a través de Nathu La tenga un efecto directo en el cambio de

---

[103]Kant, Amitabh. "Make in India' Roadshow in Shanghai", Embajada de la India, Beijing Trade & Commerce Wing. 4 de abril de 2015. Consultado el 10 de marzo de 2015.

[104]El paso de Nathula se convertirá en la puerta de entrada a la peregrinación Kailash-Mansarovar". NDTV. 29 de noviembre de 2014. Consultado el 10 de marzo de 2015. http://www.ndtv.com/.

la vida de los grupos de estas zonas periféricas, lo que ha provocado otro entusiasmo entre los habitantes de toda esta zona oriental de la India, especialmente entre los agentes de bolsa. Además, se prevé que, de forma indirecta, esto creará un terreno fértil para la paz y la serenidad y fomentará la construcción de la certidumbre en el centro de China y la India.[105] Sin duda, tanto en los debates académicos como en los de las autoridades, sus respectivos intercambios y, en particular, sus intercambios periféricos se perciben ahora como los más fiables, así como el pilar más agradable de su acercamiento. Esto requiere que se prevea además un intercambio fronterizo de valor que permita un mejor control y organización de las zonas fronterizas y desalentar la piratería y el dumping, así como ayudar a detener la expansión de medicamentos y armas pequeñas, que ha sido el aspecto más despreciable de la interfaz China-India en algunos de estos delicados distritos fronterizos en la división oriental de las zonas fronterizas China-India. El intercambio fronterizo entre China e India debe evaluarse no sólo en términos de intercambio, sino también en función de su compromiso con la seguridad política general y el progreso social, así como con el mantenimiento de la paz y la tranquilidad en estas zonas marginales.[106]

4.13 Conferencia sobre Interacción y Medidas de Fomento de la Confianza en Asia (CICA)

Gathering on Interaction and Confidence-Building Measures in Asia debate para diálogos y reuniones sobre cuestiones de seguridad local en Asia, con el objetivo principal y la razón de mejorar la colaboración a través de medidas multilaterales de fomento de la certidumbre hacia el avance de la paz, la seguridad y la fortaleza en Asia. Fue propuesta inicialmente por el Presidente de Kazajstán, Nursultan Nazarbayev, el 5 de octubre de 1992, en la 47ª Sesión de la Asamblea General de las Naciones Unidas. La CICA inició formalmente sus actividades en marzo de 1993. La CICA cuenta con 26 Estados miembros: China, Afganistán, Azerbaiyán, Egipto, India, Irán, Israel, Kazajstán, Kirguistán, Mongolia, Pakistán, Palestina, Rusia, Tayikistán, Turquía, Uzbekistán, Tailandia, República de Corea, Jordania, Emiratos Árabes Unidos, Vietnam, Irak, Bahréin, Camboya, Qatar y Bangladesh, y 11 observadores. La CICA sigue la pauta del acuerdo. Ha aprobado los siguientes documentos fundamentales 1. La Declaración de los Ministros sobre los Principios que Rigen las Relaciones entre los Estados Miembros de la CICA (1999), que estipula que los Estados miembros de la CICA deben respetar la confianza mutua y regional, no inmiscuirse en los asuntos internos de los demás y evitar el riesgo o la utilización del poder; 2. El Acta de Almaty (2002), que establece los destinos, los objetivos, la orientación de la colaboración y la estructura jerárquica de la CICA; 3. El Catálogo

[105]Singh, Swaran. "China- India Economic Engagement Building Mutual Confidence. "RePEc (Research Papers in Economics). http://repec.org/.
[106]Singh, Swaran. China-India Economic Engagement Building Mutual Confidence. No. id: 2013. 2009.

de la CICA para la Creación de Confianza (2002), que establece los objetivos, la orientación de la colaboración y la estructura jerárquica de la CICA. 3. El Catálogo de Medidas de Fomento de la Confianza de la CICA (2004), que estipula que los Estados parte lucharán contra las nuevas dificultades y peligros en los ámbitos financiero, natural y social, y pondrán en marcha y aplicarán medidas de fomento de la confianza en el ámbito político-militar, y que las medidas de fomento de la confianza continuarán de forma progresiva y voluntaria y servirán únicamente como recomendaciones.[107]

Algunos rastros de declaraciones conjuntas de China e India celebradas son los siguientes:

^ Declaración sobre los principios de las relaciones y la cooperación global entre la República Popular China y la República de la India (200306-25)

^ Comunicado de prensa de la segunda reunión del mecanismo de diálogo chino-indio sobre la lucha contra el terrorismo (2003-06-13)

^ Acuerdo comercial entre el Gobierno de la República Popular China y el Gobierno de la República de la India(2002-01-16

^ Acuerdo cultural entre el Gobierno de la República Popular China y el Gobierno de la República de la India (2002-01-1)
Comunicado conjunto sobre el establecimiento de relaciones diplomáticas entre la República Popular China y la República de la India (2002-01-16)

^ Acuerdo entre el Gobierno de la República Popular China y el Gobierno de la República de la India sobre el mantenimiento de la paz y la tranquilidad a lo largo de la línea de control real en las zonas fronterizas entre China y la India(2002-01-16

^ Acuerdo entre el Gobierno de la República Popular China y el Gobierno de la República de la India sobre medidas de fomento de la confianza en el ámbito militar a lo largo de la línea de control real en las zonas fronterizas entre China y la India(2002-01-16

^ Comunicado de prensa conjunto jingo-indio(1988-12-23[108]

En febrero de 2014 se inauguró en la capital india el Año del Comercio Benévolo entre la India y China, en el que el presidente chino, Xi Jinping, y el anterior primer ministro indio, Manmohan Singh, destacaron que el sueño chino está estrechamente relacionado con el sueño indio y que ambos encajan a la perfección. - El primer

[107]Conferencia sobre interacción y medidas de fomento de la confianza en Asia Presidencia-China Acerca de
CICA. "Embajada de la República Popular China en la República de la India. http://www.cica-China.org/eng/gyyx_1/zyxjj/t1150155.htm.

[108]Relaciones China-India. "Embajada de la República Popular China en la República de la India. http://in.China- embassy.org/eng/zt/yhjln/.

ministro indio, Narendra Modi, dijo el martes que espera con entusiasmo visitar China pronto para intercambiar puntos de vista con los pioneros chinos sobre la ayuda a las relaciones India-China. En medio de una reunión aquí con ir por el Consejero de Estado chino Yang Jiechi, Modi dijo que los individuos indios tienen nuevos recuerdos de la fructífera visita a la India por el presidente chino Xi Jinping hace un año. Yang dijo que como dos grandes naciones creadoras en el planeta, a través de completar la participación y la construcción de una asociación de avance más estrechamente, China y la India ayudarán a mejorar su propia mejora y en el ínterin añadir al avance de la paz, la solidez y el avance del distrito y, además, el mundo. dijo que China está dispuesta a trabajar con la India para desarrollar constantemente la confianza común, ampliar efectivamente los campos de participación y llevar a China-India asociación útil vital para pasar a etapas superiores.[109]

4.14 Intereses compartidos

En las cuestiones habituales, por ejemplo, el cambio medioambiental, el derecho al trabajo, el dinero, el intercambio o desde el escenario de las cuestiones gubernamentales de bajo nivel, China se caracteriza a sí misma como una nación creadora en la misma asociación que India. Pekín está dispuesta a aliarse con India, ya que sus intrigas parecen fusionarse para protegerse de los insultos y compromisos mundiales a pesar del desarrollo de China como goliat presupuestario y cambiario.[110]

El efecto progresivo de la globalización de las aficiones básicas de China y la India están aumentando y la unión de los puntos de vista chinos de la India sobre los patrones de todo el mundo en aumento. Con el rápido desarrollo de su intercambio, ambas naciones ofrecen numerosas preocupaciones y aficiones normales. Por ejemplo, en la OMC, los intereses mutuos incluyen la reconstrucción de los controles de la OMC en la horticultura, contra el dumping, partes del acuerdo ADPIC (derechos de innovación protegida relacionados con el intercambio) y el marco de resolución de conflictos. Ambas naciones comparten aficiones monetarias. La unión de aficiones se ha visto en la estrategia de vitalidad de ambas naciones desde la década de 1990. Ambas naciones intentan difundir el riesgo de suministro a través de los instrumentos de dependencia disponibles. Han estado buscando estrategias de sustitución total, pasando del carbón al gas fluido común. China y la India ofrecen una participación normal en la batalla para reconstruir su estado reclamado empresas incluidas en el negocio de la vitalidad. Hay una solución típica a la cuestión de la expansión de la confusión en el medio de la oferta y el interés que trae la falta de

---

[109] "El primer ministro indio dice que espera visitar China". CHINADAILY. 24 de marzo de 2015. Consultado el 1 de abril de 2015. http://www.Chinadaily.com.cn/

[110] B. Chellaney, "Un dragón humeante con piel de cordero", IHT , 14 de enero de 2010 .

fiabilidad de vitalidad. Los acuerdos incorporan:

^ A pesar del elemento de riesgo que implica, depender de los proveedores del Golfo Pérsico y de otras zonas.

^ Construcción de oleoductos para llevar recursos al centro de demanda desde las zonas de suministro de los países adyacentes.

^ A pesar de los elevados costes de producción y los grandes requisitos de inversión de capital, empuja a los yacimientos de petróleo y gas natural desarrollados en lugares apartados.

^ Apoyarse en el mercado internacional para aumentar los segmentos de suministro.

^ Desarrollo de relaciones estratégicas e interdependientes con los principales proveedores

La vecindad en desarrollo de China en el Océano Índico es evidente. Ha sido un dinámico especialista financiero en las economías de los Estados ribereños, construyendo remotos puertos oceánicos en Pakistán y bases marítimas en Sri Lanka, Bangladesh y Myanmar. Por otra parte, la dedicación de India a la búsqueda conjunta de petróleo con Vietnam en el Mar de China Meridional ha sido motivo de gran preocupación para China. China e India son desde ahora cómplices en el proyecto de gasoducto regular China-Myanmar. Esta empresa, que también incluye a Corea del Sur y Myanmar, es un buen ejemplo de participación mundial en la construcción de una base vital real para el disfrute de todas las partes implicadas. Además de compartir las obligaciones relativas a su desarrollo, un esfuerzo conjunto con cómplices de cada una de las cuatro naciones también trabajará en el gasoducto en un movimiento que debería minimizar las presiones geopolíticas y los peligros. No se trata de un caso aislado; en 2005, las organizaciones petroleras estatales de China e India establecieron una empresa conjunta en la zona petrolífera de Siria. En mayo de 2013, China e India obtuvieron el estatus de nación no ártica observadora en el Consejo Ártico. Como países diferentes, y a pesar de los retos que plantea la extracción en las posturas árticas, es verificable que ambos gobiernos están excepcionalmente intrigados por los potenciales activos comunes y de gas.

Tanto las empresas petroleras chinas como las indias mantienen actualmente conversaciones con las rusas Gazprom y Rosneft para obtener petróleo y gas en la cercana zona ártica. Dados los peligros que entraña, sería un buen presagio que ambas naciones formaran un consorcio en el acuerdo, como hicieron en el proyecto de gasoducto común Myanmar-China. El hecho de que tanto China como la India sean abundantes en carbón desordenado y busquen petróleo y gas en los mercados mundiales también podría reforzar su estrecha seguridad en los acuerdos sobre el cambio medioambiental global. Los dos países comparten el objetivo de impulsar el desarrollo económico de más de mil millones de personas, al tiempo que atienden a las firmes peticiones del grupo mundial para reducir las emisiones de carbono procedentes de energías fósiles. La colaboración sobre la premisa del avance financiero y la mitigación del cambio medioambiental permitiría a los dos países salvaguardar juntos sus auténticas posiciones y abstenerse de tomar decisiones que vayan en detrimento del otro.

El estándar mundial de vitalidad está pasando de los activos y avances habituales a otros nuevos. En esta nueva realidad, China e India tienen el objetivo común de asegurarse el suministro de vitalidad a partir de las fuentes en desarrollo, que incorporan el gas de esquisto en Estados Unidos y los nuevos mangos de petróleo y gas en África y Sudamérica. Por muy diversos que sean sus marcos financieros y políticos, los dos mayores países en ascenso tienen mucho más que ganar de la prosperidad del otro, y mucho más que aumentar juntos, para asegurar sus rutas oceánicas básicas mutuas y el suministro de vitalidad. Los lazos entre China y la India han entrado en otra fase de desarrollo. El lado positivo de las relaciones China-India se ha ido desarrollando, la fuerza de nuestra participación se ha ido fortaleciendo y las relaciones entre las dos naciones han ascendido a un nivel completamente nuevo. [111]

---

[111]"China celebra los lazos con India y Rusia". DAWN. 3 de febrero de 2015. Consultado el 10 de abril de 2015. http://www.dawn.com/.

Capítulo 5

IMPLICACIONES GLOBALES Y REGIONALES

5.1 Escenario global

Según las tendencias actuales, se espera que China e India se conviertan en las nuevas grandes potencias mundiales de aquí a 2020. India y China serán las principales fuerzas impulsoras del crecimiento económico mundial en los próximos 25 años y más allá. Estados Unidos, India, China y Rusia comparten una serie de importantes intereses estratégicos y sin duda pueden encontrar la manera de cooperar.

5.2 Rusia y el ascenso de India-China

El ascenso de dos gigantes asiáticos emergentes: un aliado de larga data y un vecino cercano, enfrenta a Rusia con muchos desafíos y, al mismo tiempo, ofrece varias oportunidades. La interacción histórica de Rusia con China e India ha sido muy diferente. Las divergencias chino-soviéticas condujeron a una ruptura en la década de 1960 y, posteriormente, a una auténtica guerra fría, completada con un enfrentamiento militar que intercaló conflictos fronterizos. Durante la era Gobachov, el enfrentamiento terminó y Rusia accedió a las exigencias chinas de repliegue geopolítico de Moscú y reducción de tropas. A pesar de todas las tensiones y conflictos, China y Rusia nunca libraron entre sí una guerra a gran escala como la guerra fría entre Estados Unidos y la URSS. Sin embargo, formaron diversos tipos de alianzas, aunque de corta duración.[112] Las relaciones entre la URSS y la India siguieron siendo menos intensas. Los soviéticos percibieron la independencia de India como un golpe al imperialismo británico. A mediados y finales de la década de 1980, las relaciones fueron fluidas, pero más tarde los soviéticos no censuraron a India por su prueba nuclear de 1998. Las relaciones descuidadas durante la década de 1990 se recuperaron en la década de 2000, y Moscú acogió con satisfacción el ascenso de India. Rusia considera los objetivos indios en el sur de Asia y el océano Índico como un acto natural de ambición de gran potencia en ascenso.

Los rusos temen verse marginados por China, que atrae el interés del mundo occidental, y perder su posición como actor regional y mundial.[113] En este siglo, la

[112]China y Rusia: Historical dynamics of reciprocal poitical influrnce (Moscú: Muravey, 2004), 520.
[113] Rusia y el mundo 2011: An annual Forecast (Moscú: Instituto de Economía Mundial y Relaciones Internacionales, 2010), 111.

política exterior rusa parece estar dominada por la economía más que por las cuestiones tradicionales de seguridad y geopolítica. Rusia considera las relaciones económicas con China e India como un soporte para integrar su posición en Asia-Pacífico. Existe un marco para promover el comercio bilateral entre India y Rusia hasta alcanzar los 20.000 millones de dólares en 2020, pero incluso este comercio bilateral se situará a gran distancia del comercio ruso con China.[114] La creciente economía china ofrece un montón de oportunidades por un lado, pero también es un hecho que Rusia no tiene experiencia en la convivencia con una China fuerte, lo que preocupa a algunos expertos rusos. Rusia da la bienvenida a India como potencia mundial emergente y espera beneficiarse de su ascenso económico. La política exterior rusa se basa en el principio de "relaciones sin problemas", que ayudaría a construir alianzas estratégicas.

Desde finales de la década de 1990, Rusia viene promoviendo la idea de una asociación triangular con India y China.[115] Esta idea ha sido especialmente atractiva para Moscú porque disfruta de unas relaciones mucho mejores con China e India que las que estos gigantes asiáticos tienen entre sí.[116] Desde las 10 reuniones a nivel de ministros de Asuntos Exteriores celebradas b RIC, ha sido más un acto protocolario que una verdadera herramienta política.

5.3 China-India-EE.UU., un triángulo estratégico

La relación estratégica triangular ha sido de gran importancia. Hace referencia a tres potencias principales que son importantes entre sí, de modo que un cambio en la relación entre dos de ellas afectaría a los intereses de la tercera. Si echamos la vista atrás en la historia, la época de la guerra fría estuvo marcada por la relación triangular URSS-EEUU-China. Las relaciones de estos tres estados cambiaron a finales de los años cincuenta y sesenta, cuando se derrumbaron las alianzas entre Moscú y Pekín. La administración estadounidense de Nixon lo consideró una señal positiva para acomodar a China. Al principio, Nixon deseaba un acercamiento a China para promover la distensión con la URSS. A este respecto, Henry Kissinger comentó que Estados Unidos podía "beber su vodka y tomar su maotai también", pero poco después la intervención soviética en Vietnam y Afganistán acercó a Estados Unidos a China. Ahora existía un alineamiento sino-estadounidense para frenar a Rusia. En 1990, la posguerra fría se caracterizó por otra alianza estratégica triangular: China,

[114]NikolaySurkov, Moscú y Delhi se interesan por el Hi-Tescpartenership, NezavisimayaGazeta, febrerol de 2011.

[115]Das, R N. "Rusia-China-India Trilateral: Calibrating a Fine Balance". Journal of China in Comparativ Perspective, 2010.

[116]N Das, R. "Rusia-China-India Trilateral: Calibrating a Fine Balance". IDSA Instituto de Estudios y Análisis de Defensa. 15 de noviembre de 2010. Consultado el 11 de marzo de 2015. http://idsa.in/index.html.

Japón y Estados Unidos.

De los tres lados del triángulo, las relaciones China-India han ido mejorando desde 1988. A pesar de la creciente preocupación en India de que China se beneficie de su capacidad para infiltrarse en el sector empresarial local de India con productos de baja calidad, ambos países han fortalecido sus relaciones financieras y políticas a través de la página web mediante la adopción de medidas de seguridad a lo largo de las fronteras. Además, la posición imparcial de China sobre Cachemira contribuyó a la mejora de las relaciones entre China e India. Por otra parte, los expertos indios consideraron sospechosos los lazos de China con Bangladesh y Myanmar. Aceptaron que China buscaba contrarrestar a India en ambos frentes, el oriental y el occidental. Se produjeron cambios sorprendentes en las relaciones entre India y Estados Unidos. Crearon lazos políticos, financieros y de seguridad. Mientras tanto, Estados Unidos estrechaba sus lazos con Pakistán.

En ese momento, EE.UU. sólo utilizó Pakistán para su ventaja, es decir, para contener a los soviéticos en Asia focal en la década de 1970 y durante toda la década de 1990 y luego demostró su odio sobre cuestiones como la prueba atómica de Pakistán, la introducción del islamismo y el rechazo a la celebración de la vecindad estadounidense en el Golfo Pérsico. Tras el 11-S, la disposición pakistaní a ayudar en la guerra contra el terrorismo, liderada por Estados Unidos, estrechó los lazos entre este país y Pakistán. Fue un agravante para los indios.

Desde el otro lado del triángulo, las relaciones entre Estados Unidos y China eran inestables desde el incidente de la plaza de Tiananmen de 1989. Sin embargo, el incidente terrorista del 11-S y la proliferación nuclear norcoreana acercaron a Washington y Pekín.

A lo largo de los años 1980-1990, el estado del triángulo EE.UU.-China-India se vio controlado por los respectivos lazos entre China y China, EE.UU. y la India. Más tarde, el gran avance que supusieron los lazos entre Estados Unidos e India, la disminución de la tensión en las relaciones chino- indias y la relación entre Estados Unidos y China mantuvieron la relación estable. No obstante, ni Estados Unidos ni India han estado dispuestos a disfrutar en contra del acuerdo chino. Ninguna de las partes necesita correr los peligros que acarrearía una asociación feroz con China. A pesar de que el acuerdo indo-estadounidense puede convertirse en la respuesta a la enérgica conducta china en Asia. Tanto India como Estados Unidos se apresuran a aumentar sus lazos vitales con China, pero no a profesar a China como su enemigo habitual.[117]

---

[117]"Implicaciones para Estados Unidos". En The India-China Relationship: Rivalry and Engagement, editado por Francine R. Frankel, de Harry Harding. Nueva Delhi: Oxford University Press, 2004.

China, India y Estados Unidos se unen para competir por los recursos energéticos. Las tres naciones se enfrentan a la prueba del "Conflicto de Edad". El conflicto de la edad es la prueba que ha demostrado la grieta entre la maduración de los suministros de petróleo y el interés juvenil en todo el mundo. Esta prueba pone de manifiesto el problema mundial y pone a prueba a China, India y Estados Unidos como principales compradores de energía. Estos tres países tienen que trabajar juntos para llegar a un acuerdo común, ya que comparten un método de suministro de vitalidad similar, que consiste en cubrir y mantener el transporte de petróleo y gas a través de las rutas oceánicas y avanzar en la expansión de los activos de suministro. Son compradores y comerciantes importantes, por lo que buscan cooperar con el objetivo final de influir en la valoración del petróleo. El uso de su unidad familiar tiene un mayor efecto en la fiabilidad de los negocios mundiales. Sin embargo, hay un espacio para las tres naciones para sincronizar dentro etapa universal y territorial, por ejemplo, la asociación de colaboración de shanghai (SCO) y la participación financiera de Asia y el Pacífico (APEC). Sería mucho más sensato adoptar una ayuda conjunta y compartida con la asociación de organizaciones emisoras de petróleo (OPEP) y la organización mundial de la vitalidad (AIE).

Hay algunas razones básicas para la participación de las tres naciones China-India y Estados Unidos. Estas tres naciones tienen una influencia imperativa para ayudar a las naciones costeras a mantener una ruta segura en lugar de una contribución militar directa. Deben adoptar puntos de vista básicos hacia la seguridad de la entrega. Puesto que asumen un papel de ajuste en la motivación de esfuerzos conjuntos respectivos y multilaterales, son responsables de contribuir a la solidez provincial y mundial. Además, es fundamental que las tres naciones unan sus técnicas para ayudar a la aventura en todo el mundo.[118]

5.4 China e India en Asia

Las relaciones entre India y China en el distrito de Asia dependen profundamente de la colaboración de sus aficiones con Estados Unidos, de su particular capacidad militar en desarrollo y de su creciente fuerza monetaria, así como de la parte potencial de otros estados asiáticos. La rivalidad entre dos titanes asiáticos es ineludible; sin embargo, su asociación en Asia exige pensar en otros elementos distintos de la mala voluntad entre ellos.

5.5 Interacción sobre Asia Central

La dinámica estratégica creada por el intercambio entre los Estados de Asia Central y grandes potencias como China, India, Rusia y Estados Unidos es compleja y cambia

[118]Xu, Xiaojie. "China, India y Estados Unidos: Competition for Petro Resources and Prospects for Cooperation". En ChinaIndia and the United State Competition for Energy Resources.ECSSR.

con frecuencia. Los esfuerzos de India por extenderse monetaria y políticamente a Asia Central "restableciendo los vínculos convencionales con su vecindario ampliado" han sido invitados por los Estados reales de la zona. India tiene acceso a un par de instituciones multilaterales aptas para fomentar la colaboración financiera y social con la zona, y su economía, generalmente privada, no cuenta con el eficaz impulso estatal de la acción empresarial de China. China, por su parte, tiene un terreno abonado en la redacción con Asia focal. El intercambio recíproco de China y Asia focal en 2008 fue de más de 18.000 millones de euros, mientras que el intercambio respectivo de India se quedó en apenas 247 millones de euros en la misma fecha. India se quedará rezagada respecto a China hasta que aumente su base de vehículos para conectar Asia Central y el sur a través de Pakistán.

La parte de Rusia ha sido esencial para estructurar la relación entre las fuerzas en desarrollo de Asia. Como Rusia llama a Asia focal su terraza, implicaría sus aficiones en el área de Asia focal frente a las de los recién llegados provinciales. El papel de Rusia influye en la forma en que los asiáticos evalúan sus perspectivas y adoptan opciones clave junto con las actividades de India, China y Estados Unidos en Asia.

Las aficiones de China hacia Asia Central se agrupan principalmente en cuatro ámbitos: mantener la calma y la estabilidad con Rusia y los Estados de Asia Central; evitar los vínculos generales entre las tendencias separatistas en Xinjiang y los movimientos radicales islámicos en el exterior. La necesidad cada vez mayor de garantizar el acceso a los recursos esenciales de Asia Central y, en última instancia, la apertura de su efecto en términos fiscales e incluso políticos más allá de este territorio, para mejorar la posición geopolítica. Con las crecientes demandas de China en materia de materias primas e importaciones de petróleo, Asia Central se ha convertido lógicamente en un elemento básico para su seguridad en materia de materias primas, y China ha desarrollado sus propias capacidades militares específicas en la base aérea de Kant, en Kirguistán. En ese momento, China ha fortificado su relación con Asia Central. A través de la progresión de la Organización de Cooperación de Shanghai (OCS), Pekín ha confiado con éxito en desarrollar unas relaciones impresionantes y amistosas con sus vecinos centroasiáticos. En medio de la cumbre de la OCS de 2005 en Astana, los pioneros de la OCS se acercaron a Estados Unidos para fijar un plazo para la retirada de las cualidades militares estadounidenses de Asia Central.

Para India, Asia Central es un segmento de seguridad discriminante en su relación con Pakistán, y en la modificación de Afganistán. Las posibles amenazas de acontecimientos sociales radicales islámicos podrían, del mismo modo, mantener la dinámica de las partes en Cachemira. En cuanto a la igualdad de poder entre las principales potencias de Asia Central, India debe rehacer la alianza India-Rusia, mantenerse alerta ante la invasión de China en Asia Central, crear una estructura de esfuerzos coordinados con Estados Unidos y resolver su rivalidad con Pakistán.

Para investigar el negocio vital de Asia Central, India y China reforzarían su participación. China se ha convertido en el segundo mayor cliente de petróleo del mundo desde 2004 y los recursos petrolíferos de Asia Central permitirían a Pekín reducir su dependencia de Oriente Medio. Después de un par de rondas de ofertas incontrolablemente centradas con asociaciones petroleras occidentales e indias por el petróleo kazajo, la Corporación Nacional de Petróleo de China (CNPC) se dio cuenta de cómo asegurar un curso de acción con el gobierno kazajo y en 2005 adquirió Petro Kazajstán, de una asociación canadiense. Evidentemente, al principio Kazajstán se mostró cauteloso a la hora de permitir que una asociación china esperara el control de sus activos petrolíferos clave por temor a que China pudiera controlar sus recursos esenciales. Con el tiempo, CNPC comprendió cómo apoyar al gobierno kazajo y adquirió la asociación.

El curso de acción no ha añadido recientemente a las participaciones de flujo de CNPC en la región petrolera de Kazajstán, por otra parte, se trasladó a China en una mejor posición que esforzarse en otros alcances de petróleo fuera en el país y, en el largo plazo, hacia el oeste en el Mar Caspio, con más propósito topográfico de inclinación y menos riesgo político. En el momento de redactar este informe, el último aseguramiento de CNPC, Mangistau Munay Gas, fue acordado en una premisa equivalente con Kaz Munay Gas en la primavera de 2009.[119]

Otro ámbito en el que China ha empezado a mostrar un dinamismo asombroso es la mejora de los gasoductos que transportan gas de Asia Central a China: el gasoducto Sino-Turkmen entró en funcionamiento en diciembre de 2009. A pesar de que los costes de estos proyectos son más elevados, China está tomando sus decisiones por motivos políticos y no fiscales. La principal necesidad ha sido separar sus cursos de acceso a la imperatividad, ya que espera asegurarse recursos esenciales en el extranjero. El método imperativeness de la India en Asia Central se mantiene discreto se destacó de los chinos. En 2009, después de mucho tiempo de negociaciones, ONGC-Mittal Energy (OMEL) acordó un plan de juego para el uso conjunto de la plaza marítima de Satpayev, en el norte del mar Caspio, aunque el proyecto aún no se ha resuelto. Turkmenistán se ha ofrecido a realizar intercambios de petróleo con Irán e India y con la posible especulación rusa.

Desde 2006, los acuerdos de Gazprom para hacer un vagabundo conjunto con Irán han dado lugar a un aumento de los negocios y el comercio entre ambos países. A pesar de estos acuerdos, India aún no figura entre los diez mayores productores de

---

[119] "CNPC and KazMangistauMunaiGas<http://www.cnpc.com.cn/en/press/newsreleases/CNPC andKazMunayGasacquires100ofMangistauMunaiGasshares.htm> MunayGas acquires 100% of shares", sitio web de CNPC, 24 de abril de 2009, (18 de enero de 2010).

petróleo y gas de Asia Central. Tendrá dificultades para hacerse un hueco en esta lista, teniendo en cuenta la implicación de las organizaciones rusas y occidentales, y las apuestas chinas en esta zona. En cuanto a los intercambios, algunos productos indios, como el té, los productos farmacéuticos y la química fina, se han establecido sólidamente en el mercado centroasiático. No obstante, el gobierno indio ha tenido problemas para crear un dominio seguro para que las empresas indias entren en el mercado centroasiático. Mientras tanto, India ha estado intentando mejorar su red de contactos en el centro de Asia Central y Meridional. Nueva Delhi, Moscú y Teherán llegaron a un acuerdo en San Petersburgo en 2000 para enviar carga útil india a Rusia a través de un paso Norte-Sur.

Las existencias indias pueden enviarse ahora desde Bombay u Okha al foco iraní de Bandar Abbas a través del estrecho de Ormuz, en el Golfo Pérsico. Desde aquí, las existencias se recargan en camiones o vagones de ferrocarril y se envían al puerto iraní de Anzali, en el mar Caspio. Desde Astracán, los camiones pueden seguir hacia destinos europeos gracias a la accesibilidad de un sistema de carreteras y ferrocarril creado a su alrededor.[120]

Dentro de la narrativa de la política de la mirada al Norte, el encuentro con China en Asia Central ha producido diversas valoraciones que tienden a reflejar las dificultades para articular la estrategia de política exterior en un mundo globalizado de política compleja. La creación de la OCS ( ) y de otras organizaciones refleja que China define Asia. Se dice que la organización "asigna prioridad" a la seguridad regional y realiza todos los esfuerzos necesarios para garantizarla.[121] En este contexto, la percepción india de la agencia de Pekín en Asia Central puede definirse en tres puntos: China como amenaza para la política de mirar al norte, China como modelo y socio. La agencia de Pekín en Asia Central se ha interpretado como un "intento genuino de aliarse a los temores naturales de sus vecinos y responder a sus preocupaciones".

La cercanía política entre los Estados centroasiáticos e India impulsa a China a buscar una mayor cooperación india. Además, el discurso de la "política de mirar al Norte" es su aversión compartida a las narrativas y prácticas de promoción de la democracia avanzadas en Asia Central por actores occidentales. Deberían armonizar sus esfuerzos para lograr una mayor influencia en la región.[122]

---

[120]Abilov, Shamkhal. "El "nuevo gran juego" sobre la región del Caspio: Rusia, EEUU y China en el mismo crisol". Revista Khazar de Humanidades y Ciencias Sociales 15, nº 2 (2012): 29-60.

[121]Karrar, Hasan H. "Pushing Bounderies: Deepening Sino-central Asian Cooperation, 1996-2001 / 78". En The New Silk Road Diplomacy: China's Central Asian Foreign Policy since the Cold War. Vancouver: UBC Press, 2009.

[122]Kavalski, Emilian. "An Elephant in a China Shop: India;s Search for Pragmatic Relations with China in Central Asia". En India and Central Asia the Mythmaking and International Relations of a Rising Power.

5.6 China-India en Asia Meridional

Todas las naciones asiáticas han intentado impulsar su propio entusiasmo como reacción a las fuerzas provinciales en ascenso de China e India. Desde la autonomía, India se ha deleitado con el estatus de potencia trascendente en la zona hasta el ascenso financiero de China. China ha sido estabilizadora del impacto indio en la zona. El Océano Índico es el objeto de disputa de India y China en el distrito del sur de Asia. Por esta situación, los objetivos clave de Estados Unidos se alinean con India. Pakistán ha sido el detalle más influenciado del distrito de los lazos recíprocos de China e India después de su ascenso financiero. Se ha visto más prominente peligro de la subida monetaria de la India, mientras que han buscar circunstancias de la subida de China. El ejecutivo chino declaró en su visita a Islamabad una ayuda de 410 millones de dólares para las víctimas de la oleada de 2010. [123]Siendo hábil, Afganistán ha construido su conexión remota. Afganistán siguió siendo teatro de la discordia de Pakistán e India. Nepal, Maldivas y el resto de los estados han mantenido su asociación con la creciente India-China en el distrito bajo la sombra de los lazos sino-indios con Estados Unidos. Pakistán y Sri Lanka desean reducir su dependencia de Estados Unidos. Por su parte, Bangladesh se esfuerza por reducir su dependencia de India y aprovechar el ascenso de China y Estados Unidos. Bután y Maldivas se consideran Estados delicados y pobres, y seguramente mantendrán unas relaciones exteriores tranquilas con los países en ascenso India y China.

El desarrollo financiero de India se ha acelerado desde el final de la guerra fría en el entorno de la posguerra. La actividad de Estados Unidos para utilizar a India para contrarrestar a China no provocó una polarización de las relaciones chino-indias. Tal vez ambas partes mejoraron incesantemente sus lazos en paralelo al calentamiento de la relación entre Estados Unidos e India en. En 2005, el primer ministro chino proclamó que las relaciones sino-indias habían adquirido ya un carácter mundial y clave.[124]

Pakistán e India seguirán siendo los dos principales motores de la política exterior de Estados Unidos hacia el sur de Asia. En un contexto más amplio, la decisión del gobierno estadounidense de inclinarse hacia India en el contexto de cuestiones más amplias relativas tanto al sur como al este de Asia ha demostrado ser acertada. Lo mismo ocurre con el compromiso con China.

London: Tauris Academic Studies ;, 2010.

[123] "foreign economic assistance, status report on commitments and disbursements, july 2009-june 2010", gobierno de pakistán, división de asuntos económicos.

[124]Miller, Alice Lyman, y Richard Wich. "Entering the New Century", en Becoming Asia Change and Continuity in Asian International Relations since World War II. Stanford, California: Stanford University Press, 2011.

La SAARC es una asociación local cuyo objetivo es promover el bienestar de los pueblos de Asia Meridional, reforzar la confianza mutua, fomentar el esfuerzo conjunto dinámico y la ayuda común en distintos ámbitos, y colaborar con asociaciones universales y provinciales. La SAARC está formada por los siguientes países

I. India
II. Nepal
III. Sri Lanka
IV. Bangladesh
V. Bután
VI. Maldivas
VII. Afganistán
VIII. Pakistán

China ha sido espectadora en la SAARC desde 2006 y está dispuesta a buscar una participación plena. China e India ofrecen objetivos normales para la SAARC, es decir, la ampliación de la reconciliación territorial, a través de asociaciones marco y la ampliación de los lazos financieros. Tanto India como China, en el curso del tiempo designado, necesitan estar en el punto focal de este proceso de mezcla provincial. La combinación monetaria de China y la SAARC impulsará el avance financiero de las naciones del sur de Asia. Bangladesh, India, Nepal, Pakistán y Sri Lanka se adhirieron al Banco Asiático de Infraestructuras de Inversión de China, que se considera una fuente importante de financiación para las fundaciones de la Ruta de la Seda. A pesar de que la India se ha adherido al BAII, sigue siendo consciente de la necesidad de participar plenamente en la visión china de la Ruta de la Seda. Durante el viaje del presidente Xi Jinping por Asia Central y Meridional en septiembre, India fue una excepción en al patrón general de naciones que informaban con entusiasmo de su objetivo de participar en la actividad.[125]

La 18ª Cumbre de la SAARC concluyó el 26 de noviembre en Katmandú, capital de Nepal. Jefes oficiales de ocho naciones del sur de Asia animaron a ayudar a la paz local, la colaboración y el avance. Liu Zhenmin, Viceministro de Asuntos Exteriores de China, hablando a la cita de China en la 18ª Cumbre de la SAARC garantizó el respaldo y la colaboración de China para la SAARC. Dijo que "China está dispuesta a mejorar la colaboración monetaria con el área de la SAARC. China ha desarrollado su participación en el campo del intercambio, el emprendimiento y la horticultura en la SAARC desde que se convirtió en observador en 2006. China ha destinado 550.000 dólares al Fondo de Desarrollo de la SAARC. China ha imaginado oficialmente el Foro SAARC-China para fortificar los lazos". El consejero de Asuntos

[125]Tiezzi, Shannon. "China incursiona en el patio trasero de la India". The Diplomat, 2l de noviembre de 2014.

Exteriores de Pakistán, Sartaj Aziz, en una rueda de prensa en Katmandú, dijo que Pakistán necesita ver a China como un individuo perpetuo de la SAARC y también apoya el estatus de espectador para Turquía.

China ha realizado varios intentos para aliviar las preocupaciones de India sobre su ascenso y el impacto de su desarrollo en la región. Además, Xi ofreció el respaldo de China a la oferta de India de convertirse en miembro de la Organización de Cooperación de Shanghái (OCS) y pidió a Modi que respondiera a la moción patrocinando el intento de Pekín de entrar en la SAARC. China ha imaginado unas cuantas empresas de colaboración beneficiosas para todos en la zona, por ejemplo, la recuperación de la antigua Ruta de la Seda, el Corredor Económico Pakistán-China, la Ruta de la Seda Marítima, el Cinturón Económico de la Ruta de la Seda, el Banco Asiático de Inversión en Infraestructuras, que podrían desencadenar ventajas para todas las naciones de la SAARC, incluidas India y Pakistán.[126]

5.7 China-India en el Sudeste Asiático

La conexión entre China e India puede describirse mejor como una colaboración mundial para resistir la contención geoestratégica a nivel local con el fin de promover la paz territorial y la fiabilidad. La estrategia india de mirar hacia el este se ha trasladado a la de actuar hacia el este. El primer ministro indio, Narendra Modi, se pronunció a favor de reforzar la asociación de India con el sudeste y el este de Asia. Gracias a su proximidad territorial, sus vínculos sociales y sus aspiraciones posfronterizas, la mayoría de los países del sudeste asiático ven a India como una potencia favorable.[127]

A través de la Asociación de Naciones del Sureste (ASEAN), los Estados del sur de Asia han ido desarrollando sus intereses nacionales y refrendando la autonomía regional. En con el fin de explorar oportunidades económicas, los estados de la ASEAN percibieron de forma positiva el ascenso de China e India.

Desde la década de 1990, China e India fueron los principales estados que resurgieron como importantes actores monetarios en el sudeste asiático tras su liberalización financiera. Los Estados del Sudeste Asiático consideraban a China como el motor fundamental del desarrollo financiero provincial. Han visto a India como una verdadera potencia libre. La tardía colaboración entre los estados de la ASEAN junto con India ha servido para reforzar la impresión del ascenso de India en términos agregados positivos. Los estados de la ASEAN aceptaron que India se

---

[126]Arif, Mohammad. "China's Full Membership of SAARC to Unleash Benefits for Entire South Asia". NIHAO-SALAM Pakistan-chian Institute Promoting ChinaPakistan Economic Coridor. 28 de noviembre de 2014. Consultado el 15 de marzo de 2015.

[127]Roy Chaudhury, Dipanjan. "PM NarendraModi Seeks Deeper and Wider Engagement with Southeast Asia. "The Economic times. 10 de noviembre de 2014. Consultado el 15 de marzo de 2015.

pusiera del lado de la ASEAN en su conflicto de autosuficiencia local. Las altas tasas de desarrollo hicieron que los estados de la ASEAN, China e India tuvieran un atractivo comercial similar. En 2002, China acordó con los países de la ASEAN una estructura de intercambio complementaria conocida como Acuerdo de Comercio sin trabas entre China y la ASEAN (CAFTA, por sus siglas en inglés). Más tarde, India también aceptó un acuerdo de comercio sin trabas con los países de la ASEAN. Desde el siglo XX, China e India han firmado varios acuerdos con los países de la ASEAN. La lista de cumbres celebradas entre China y la ASEAN es la siguiente:

^ Bandar Seri Begawan 9/10/2013, Declaración del Presidente de la decimosexta Cumbre ASEAN-China.

^ Singapur 20/11/2007, Declaración del Presidente de la undécima Cumbre ASEAN-China.

^ China 30/10/2006, Declaración Conjunta de la Cumbre Conmemorativa ASEAN-China, Towards an Enhanced ASEAN-China Strategic Partnership.

^ Malasia 12/12/2005, Declaración del Presidente de la Novena Cumbre ASEAN-China.

^ Vientiane 29/11/2004, Declaración del Presidente de la 8ª Cumbre ASEAN +China.

Otra digna de mención fue la Declaración Conjunta de los Jefes de Estado y de Gobierno de la Asociación de Naciones del Sudeste Asiático y la República Popular China sobre la Asociación Estratégica para la Paz y la Prosperidad. El resumen del informe de la cumbre es el siguiente:

^ 10/10/2013, Declaración del Presidente de la undécima Cumbre ASEAN-India.

^ 21/11/2007, Declaración del Presidente de la sexta Cumbre ASEAN-India.

^ 13/12/2005, Declaración del Presidente de la Cuarta Cumbre ASEAN-India.

^ 30/11/2004, Declaración del Presidente de la tercera Cumbre ASEAN + India, Vientiane.

^ Phnom Penh 11/05/2002, Declaración Conjunta de la Primera Cumbre ASEAN-India .[128]

China, la India y la ASEAN se dedican en su mayor parte a evitar hegemonías en Asia, sin importarles si se trata de una creación interna o remota. Tales uniones de

---

[128]"India". Asociación de Naciones del Sureste. http://www.asean.Org/asean/external-relations#.

aficiones clave en la primera década del nuevo milenio anticipan bien la participación trilateral en numerosos territorios, incluidas las medidas políticas, financieras y de seguridad. Hay grandes evidencias de que tal colaboración ya ha comenzado. Sin duda, los pioneros chinos e indios se han esforzado deliberadamente no sólo en ampliar y desarrollar su cooperación monetaria más allá de las cuestiones políticas, sino también en buscar nuevas vías de participación potencial en Asia y en otros lugares. En este sentido, la acentuación de la mejora de las conexiones es evidente en la participación financiera y en el intercambio. Aparte de la competencia chino-india en Myanmar, Vietnam y otras naciones de la ASEAN, en medio del reconocimiento más claro de las aficiones compartidas en el sudeste asiático, existe un grado de relaciones cada vez más superiores y responsabilidades beneficiosas entre China, India y la ASEAN.[129]

5.8 Limitaciones del compromiso constructivo/Retos

Hay algunos factores que impiden que India y China establezcan una estrecha asociación, como:

^ A pesar de los diversos acuerdos y conversaciones especiales sobre la cuestión fronteriza, no parece que se haya producido ningún avance sustancial o significativo.[130] Además, el despliegue militar indio a lo largo de la ZLC en 2009 provocó un punto muerto en la resolución de la cuestión fronteriza chino-india.[131]

^ El déficit de confianza con la mentalidad de la guerra fría ha perturbado la construcción de la asociación estratégica chino-india

^ La sospecha y el elemento de duda son inevitables para las potencias emergentes en los países vecinos.

^ desagradable hipocresía de la competencia bilateral chino-india por parte de los occidentales

^ la discrepancia del comercio bilateral junto con los casos de censura antidumping y antisubvenciones de unos contra otros han minado la salud de los lazos bilaterales efectivos de China e India

^ Siguiendo la prolongada relación adversaria de India con las repúblicas populares de China, todo lo que respalde el bienestar de China en su vecindario instantáneo o infle el control chino, preocupa a India y viceversa. Al tiempo que busca el compromiso económico y político con India, China ha seguido la política de compromiso estratégico de

---

[129]Zhao, Hong. "India y China: ¿rivales o socios en el Sudeste Asiático?". Contemporary Southeast Asia: A Journal of International and Strategic Affairs 29, no. 1 (2007): 121-142.

[130] Sino-Indian Border talks need prolomged patience: Chinese experts", chin News, 7 de agosto de 2009.

[131] Wang Qian, "India aumenta su despliegue militar en el sur del Tíbet: Political intentions and strategy towards China" , Global online, 26 de julio de 2009.

India formando un anillo de alianzas estratégicas regionales con el vecino de India. Esto implica establecer relaciones con Pakistán como contrapeso a India, utilizar Myanmar como base y observatorio estratégico y ganar terreno en otros vecinos de India, como Nepal, Sri Lanka y Bangladesh.[132]

^ La socialización y reconciliación de la República Popular China y la República de la India en su establecimiento bilateral y multilateral no ha obligado a sus aspiraciones y ni siquiera ha disminuido la presión entre ellas. Ambos intentan avanzar en planes multilaterales que rechazan o minimizan al otro. Las restricciones de las administraciones multilaterales/provinciales clave añaden presión a las relaciones bilaterales sino-indias.

^ La estrategia india de mirar hacia el Este contiene sugerencias sobre la contribución de China al desarrollo de la región. China está realmente preocupada por los objetivos vitales de la estrategia india de cara al Este.

^ La vital colaboración de India con Estados Unidos provocó una vulnerabilidad clave y una atención geopolítica hacia China.[133] Sin embargo, los elementos de las relaciones sino-pakistaníes han ido echando leña al fuego de las enardecidas relaciones entre China e India.

^ Encuentro geopolítico chino-indio en el sur de Asia plus La naturaleza de la disputa y el nivel de inseguridad que entrañan las relaciones bilaterales chino-indias importan mucho en el cálculo de la seguridad regional. Las disputas territoriales han seguido siendo la principal preocupación de los responsables políticos chinos e indios. Después del Tíbet, Birmania y el Océano Índico han sido fuente de tensión entre India y China.

^ La rivalidad sino-india en el océano Índico también se está extendiendo al océano Pacífico. También se dedican a la transferencia de tecnologías y armamento sofisticados con el fin de atraer a Estados ricos en recursos para que establezcan con ellos alianzas políticas y estratégicas a largo plazo. Mientras se esfuerzan por batir su influencia en aguas asiáticas, las flotas china e india podrían algún día maniobrar una contra otra en los océanos Índico y Pacífico. Los chinos perciben el estrecho de Malaca, mientras que los indios ven el estrecho de Ormuz como su talón de Aquiles. Si no se gestionan con cuidado, estas rutas marítimas, vitales para sus suministros energéticos, podrían ser el escenario de un futuro

---

[132] B. Challaney, " la argucia del dragón tras la sonrisa," the pioneer (Nueva Delhi), 23 de octubre de 1996, 5; T . Mapes, " Nervousneighbours," FEER, 12 de diciembre de 1996, 16-17 .

[133] Time Beal, "Using India to keep China at Bay", Foreign policy in focus, 12 de diciembre de 2006.

enfrentamiento entre China e India.[134]

^ La importancia de la situación geoestratégica de Birmania para el crecimiento económico de China fue reconocida por primera vez por el ex viceministro de Comunicaciones Pan Qi en 1985. Desde hace dos décadas, China ha desarrollado importantes intereses económicos en Birmania y ha invertido miles de millones para reforzar sus vínculos comerciales con este país. China pretende mejorar su seguridad energética construyendo oleoductos y gasoductos desde Birmania hasta Yunnan, lo que le permitirá reducir su dependencia del estrecho de Malaca, el principal punto de estrangulamiento marítimo de Asia, que une los océanos Índico y Pacífico. Esto coloca a Birmania en una posición estática como fuente de energía y ruta de transbordo para China.[135]

^ La política de India hacia Birmania está motivada por intereses geoestratégicos, como combatir a los insurgentes del noreste y alejar a Birmania de China, y por imperativos geoeconómicos, como explotar el comercio y las inversiones. Sin embargo, China ha conseguido hacerse con un mayor número de contratos con Birmania que India, lo que ha irritado las relaciones bilaterales entre China e India en la región. El abandono de la tradicional neutralidad de Birmania ha arrastrado al país a la rivalidad chino-india y ha provocado fuertes diferencias con la ASEAN. Considerando a Birmania como un actor regional clave, una Birmania no alineada, democrática, unida y neutral será un factor estabilizador en Asia.

---

[134] D. Blair, "India targeting China's oil supplies", Telegraph, 14 de septiembre de 2008, 10.

[135]Malik, Mohan. "Birmania: Fulcrum of Rivalry". En China and India Greta Power Rivals. VinodVasishtha para Viva Books Private Limited, 2012.

CONCLUSIÓN

En el curso del dinámico despegue económico, tanto China como India están tomando medidas activas para establecer y modernizar sus regímenes de competencia como una institución importante para apoyar el desarrollo nacional. Aunque los dos gigantes en desarrollo comparten en algunos aspectos preocupaciones comunes y se enfrentan a retos similares, las diferentes condiciones políticas, jurídicas y de mercado parecen reflejar más disparidades en sus caminos de ruptura, que serán valiosas experiencias para el mundo. En el plano internacional, el último testimonio sobre competitividad internacional del debate económico mundial clasifica a la República Popular China y a India en los puestos 49 y 50, respectivamente.

Esta realidad no sólo arrojará más luz sobre la competencia económica de los dos gigantes, sino que también aumentará la importancia de que aprendan el uno del otro. Así, un reciente artículo publicado en una influyente revista china sobre un estudio proporcional de los mercados de capitales de la República de la India y la República Popular China concluía con un llamamiento a China para que, además de de los países desarrollados, aprendiera de la experiencia de la India para desarrollar un mercado más abierto y avanzado.[136]

China e India son los nuevos gigantes económicos. Ambos han experimentado un crecimiento y un progreso excepcionales en lo que a inversión extranjera se refiere. Ambos han sobrevivido a la crisis financiera mundial de 2008-9 en mucha mejor forma que la mayoría de sus competidores del mundo desarrollado. De hecho, los esfuerzos de ambos países por reformar sus leyes de sociedades y valores para atraer a inversores extranjeros y nacionales y desarrollar los mercados bursátiles han sido noticia de primera plana.

Como señala la UNCTAD en 2005, "dado el considerable tamaño de las economías china e india, y sus particulares ejemplos de interés, los cambios en el nivel, la estructura y el interés de ambas naciones tenderán a tener un efecto mucho mayor en la síntesis del intercambio mundial que los de la República de Corea y Japón en medio de la escalada financiera". La República Popular China y la India, con su rápido desarrollo y sus crecientes expectativas de comodidades cotidianas, desempeñarán sin duda un papel predominante en la transformación de la incorporación financiera en Asia. China e India comparten algunas similitudes significativas que allanarán el camino para la cooperación bilateral en materia de recursos energéticos. Las

[136]Shu Mei, "El mercado de capitales de China debería aprender de India", Southern Weekend, 2 de marzo de 2006, p. C23.

similitudes que comparten incluyen

^ Una nueva preocupación por la seguridad energética internacional
^ Población y crecimiento económico
^ El carbón es el principal recurso energético nacional
^ Crecimiento de la demanda de hidrocarburos
^ Nuevas oportunidades de exploración y producción al este de Suez y en África

La implicación de India y China en el Lejano Oriente ruso es perceptible, aunque sus empresas también están interesadas en Asia central, y ambas participan en la producción de petróleo en África. En el proyecto ecológico desarrollado en Europa del Este, las empresas de China e India también participan en todo nuevo proyecto ecológico.

La política energética vinculará más que nunca a China e India con el mundo árabe y persa. Teniendo en cuenta las perspectivas de la relación China-India para los próximos años, existen cinco escenarios posibles:

6.1 Escenario I: derribar el equilibrio de poder

El aumento de la brecha de poder entre China e India, la asimetría de poder y la ruptura del equilibrio de poder existente por parte de India podrían causar un conflicto sino-indio en el futuro. Según la teoría de la transición de poder, lo esencial para evitar la disputa es la acomodación. Si la acomodación fracasa, no se puede descartar la posibilidad de una confrontación.

6.2 Escenario II: Actitud sumisa de India hacia China

Debido a la desigual ecuación estratégica entre India y China, India capitulará y aceptará a China como su hermano mayor. En consecuencia, su extensión emocional está teniendo un impacto capaz en lo que queda del mundo. (China se combina regularmente con India en este tipo de conversaciones, sin embargo, el PIB de India no llega a una gran parte del de China. La estimación del desarrollo anual del intercambio de China supera la estimación anual agregada del intercambio de India. China gobernará a su vecino asiático durante mucho tiempo.[137] Según este escenario, India se acomodará a un crecimiento exponencial del poder de China y aceptará la supremacía china en la región. Este acto de India incitaría a China a mostrar nobleza en la resolución de la disputa territorial con su antiguo rival convertido en socio.

6.3 Escenario III: Guerra fría sino-india

Según el analista chino Dai Bing, "por lo tanto, en un futuro previsible, mientras que

---

[137]Burgsten, C.fred. "A Partnership of Equals", *Foreign Affairs,* 2008.

una guerra fría entre los dos países es cada vez más probable, una guerra caliente está descartada".[138] La lucha de India por emerger como potencia independiente y sus lazos más estrechos con los países asiáticos y de Asia Oriental sugieren una futura tensión entre India y China que aspiran a la preeminencia regional y mundial. Esta tensión entre estos dos gigantes asiáticos arrastraría a toda Asia, y quizá otras regiones también podrían dividirse en algo que podría parecerse a una guerra fría asiática.

6.4 Escenario IV: competidores-socios

En este escenario, la relación entre India y China se caracterizaría por la competencia en materia de seguridad y la cooperación económica. Los compromisos ecopolíticos y el equilibrio militar serían el principal componente dual de la política mutua de China e India.

6.5 Escenario avanzado V:

El hecho de que China e India eviten la contención mutua, el mercantilismo y el juego de poder de suma cero hace que se abran perspectivas de asociación cooperativa para reformar las viejas instituciones multilaterales y formar otras nuevas y eficaces. Su fuerza combinada forzaría un cambio en las reglas del compromiso global y regional que beneficiaría a ambos países y al mundo en desarrollo. A largo plazo, las incursiones de China en el océano Índico y de India en el océano Pacífico crearán vulnerabilidades mutuas que podrían llegar a incluir a ambos en la cooperación marítima. La creación de una arquitectura marítima abierta e integradora en la que todos colaboren para mantener seguras las rutas marítimas contribuirá a moderar o mitigar el dilema de la seguridad. China busca la cooperación y los intereses mutuos, además de estar preparada para lanzar una sana competencia con India en términos de las oportunidades que se vislumbran en la región participando en el mecanismo de libre comercio y desarrollo ASEAN plus. [139] El gobierno chino ha estado promoviendo una relación bilateral saludable entre India y Pakistán con el fin de promover la paz y la estabilidad regionales. Las deterioradas relaciones bilaterales de India con Pakistán han limitado su lucha por emerger a nivel regional. La mejora de las relaciones entre India y Pakistán beneficiará a China y le ofrecerá un mayor margen de maniobra en el campo de la diplomacia y la seguridad en función del interés chino por mantener un entorno periférico estabilizado.[140] China e India, quizá competidores a largo plazo, si no permanentes, sus aspiraciones parecen

[138] Dai Bing, "India construye una barrera de seguridad contra China", China.org.cn, 8 de febrero de 2010.

[139] Kang Sheng, "India;s Eastward to ASEAN: implications for China" , revista del Yunnan Government College, número 8 , Kunming, 2006.

[140] Zhang Li, Gestionar los conflictos en el sur de Asia: China's Stakes, Perceptions and inputs, Suecia: Institute for security and development policy (ISDP), octubre de 2009, pp. 65-75.

manejables. Ambos Estados no deben recurrir al uso de la fuerza para neutralizar las aspiraciones del otro.

Si India y China unen sus fuerzas en materia de seguridad y acuerdos económicos, se podrá alcanzar una paz duradera en la región. Los lazos económicos entre China e India sentarían las bases para una mejor relación que superaría las fricciones políticas. En , los factores económicos priman sobre las preocupaciones de seguridad, y la creciente participación bilateral en foros multilaterales proporcionaría un modelo diferente para abordar sus disputas y reducir el déficit de confianza entre los dos Estados. Sin embargo, el resultado a largo plazo podría ser un condominio China-India, en vista de la necesidad de concentrarse en la fiabilidad social y política, un sólido desarrollo financiero y la convicción de que todo va bien para que ambos Estados puedan centrarse en comprender su potencial y evitar los peligros del estancamiento o el decrecimiento.

6.6 Recomendaciones

La cuestión de los límites ha impedido que China e India se coordinen en territorios deliberadamente indispensables. En la actualidad, ambos países necesitan un entorno estable para garantizar el desarrollo económico de sus economías domésticas. Con el objetivo específico de mantener la paz en la región frente a la fuerza creciente de China e India, ambas naciones deberían reflexionar sobre las recomendaciones propuestas:

^ Siguiendo el principio de acomodación mutua y concesiones recíprocas, China e India deben adoptar enfoques políticos pragmáticos, flexibles y decisivos respecto a la disputa fronteriza.

^ Acabar con la atmósfera de déficit de confianza e incomprensión mediante la aprobación de medidas de fomento de la confianza.

^ Ambos países deberían aumentar el nivel de transparencia y previsibilidad de sus políticas regionales estratégicas, en particular hacia el sur de Asia.

^ Proceder a la colaboración y coordinación en amenazas no tradicionales a la seguridad.

^ Funcionar en el marco de un esquema no conflictivo para promover la paz y la estabilidad regionales.

^ Ser complaciente con el creciente poder de cada uno en la región.

^ Gestión eficaz del cambio de equilibrio de poder en la región.

^ Gestionar eficazmente el factor Pakistán-Estados Unidos para promover una relación bilateral sana.

^ Reconocimiento de los intereses compartidos y fomento de las relaciones comerciales bilaterales para el surgimiento de potencias económicas regionales.

Bibligrafía

Libros

Acharya, Alka. China & India: Politics of Incremental Engagement. Har Anand Publications, 2008.

Acharya, Alka. China & India: Politics of Incremental Engagement. Har Anand Publications, 2008.

Athwal, Amardeep. China-India Relations: Contemporary Dynamics. Vol. 3. Routledge, 2007.

Banerjee, Dipankar, y Jabin T. Jacob. "India-China Relations in the 21st Century : Seeking Confidence and Convergence". En Military Confidence-building and India-China Relations: Fighting Distrust. 1ª ed. Pentagon Press, 2013.

China y Rusia: Historical dynamics of reciprocal poitical influrnce. Moscú: Muravey, 2004.

D. Blair, "India targeting china's oil supplies", Telegraph, 14 de septiembre de 2008, 10.

Deepak, B R. "India-china Relations: An Overview. " en India china relations, 03.S.B.Nangia, 2001.

Frankel, Francine R. "India y China: Cuestiones fronterizas, integración nacional y seguridad internacional". En The India-China Relationship: Rivalry and Engagement. Nueva Delhi: Oxford University Press, 2004.

Frankel, Francine R. "Legacies of History in Ndia-china Relationship". En The India- China Relationship: Rivalry and Engagement. Nueva Delhi: Oxford University Press, 2004.

Frankel, Francine R. "Competencia silenciosa y futuro de las relaciones sino-indias". En The India-China Relationship: Rivalry and Engagement, editado por Harry Harding. Nueva Delhi: Oxford University Press, 2004.

Girilal Jain, Panchsheel and After: A Reapprisal of Sino-Indian Relations in the Context of Tibetan Insurrection. Bombay: Asia Publishing House, 1960; Frank Moraes, The Revolt in Tibet. Kolkta: Srishti Publications, 1998.

Implicaciones para Estados Unidos. En The India-China Relationship: Rivalry and Engagement, editado por Francine R. Frankel, de Harry Harding. Nueva Delhi:

Oxford University Press, 2004.

Jha, Pankaj. India and China in Southeast Asia: ¿Competencia o cooperación? Nueva Delhi: Manas Publications, 2013.

Karrar, Hasan H. "Pushing Bounderies: Deepening Sino-central Asian Cooperation, 1996-2001 / 78". En The New Silk Road Diplomacy: China's Central Asian Foreign Policy since the Cold War. Vancouver: UBC Press, 2009.

Kavalski, Emilian. "An Elephant in a China Shop: India;s Search for Pragmatic Relations with China in Central Asia". En India and Central Asia the Mythmaking and International Relations of a Rising Power. London: Tauris Academic Studies ;, 2010.

Lam, PengEr. The rise of china and India a New Asian Drama. Singapur: World Scientific, 2009.

Liu, Xinru. Ancient India and Ancient China: Trade and Religious Exchanges, AD 1-600. Delhi: Oxford University Press, 1988. Delhi: Oxford University Press, 1988.

Malik, Mohan. "Birmania: Fulcrum of Rivalry". En China and India Greta Power Rivals. VinodVasishtha para Viva Books Private Limited, 2012.

Miller, Alice Lyman, y Richard Wich. "Entering the New Century", en Becoming Asia Change and Continuity in Asian International Relations since World War II. Stanford, California: Stanford University Press, 2011.

Sidhu, Waheguru Pal Singh, y Jing Dong Yuan. China and India: ¿Cooperación o conflicto? Boulder, Colo: Lynne Rienner Publishers, 2003.

Sornarajah, M. "Implications of Sino-indian Economic Cooperation", en China, India and the International Economic Order. Cambridge: Cambridge University Press, 2010.

Revistas

Abilov, Shamkhal. "El "nuevo gran juego" sobre la región del Caspio: Rusia, EEUU y China en el mismo crisol". Khazar Journal of Humanities and Social Sciences 15, no. 2 (2012).

Acharya, Alka. "India-China Relations: Towards a'Shared Vision'". Semanario Económico y Político (2008): 10-13.

Acuerdo con canje de notas sobre el comercio y las relaciones entre la región china del Tíbet y la India, firmado en Pekín el 29 de abril de 1954 (Naciones Unidas, Treaty Series, volumen 299, 1958), 57-81.

Altenburg, Tilman, Hubert Schmitz y Andreas Stamm. "¿Un gran avance? China's and India's transition from production to innovation". Desarrollo mundial 36, no. 2 (2008): 325-344.

Arif, Sheikh Mohd. "A History of Sino-Indian Relations: From Conflict to Cooperation", Revista Internacional de Ciencias Políticas (2013).

Arif, Sheikh Mohd. "A History of Sino-Indian Relations: From Conflict to Cooperation", Revista Internacional de Ciencias Políticas (2013).

Astarita, Claudia. "Las relaciones China-India en el siglo XXI: Descifrando las disputas fronterizas con coyunturas críticas". Revista de Asuntos Internacionales.

B. Challaney, "La argucia del dragón tras la sonrisa", the pioneer (Nueva Delhi), 23 de octubre de 1996, 5; T . Mapes, " Nervousneighbours," FEER, 12 de diciembre de 1996.

Burgsten, C.fred. "A Partnership of Equals", Foreign Affairs, 2008.

Christopher F. Gelpi, y Joseph M. Grieco, "Democracy, Interdependence, And The Sources of The Liberal Peace," Journal of Peace Research,Vol. 45, No. 1, 2008: 17-36.

Dai Bing, "India construye una barrera de seguridad contra China", china.org.cn, 8 de febrero de 2010.

Dale C. Copeland, "Economic Interdependence and War: A Theory of Trade Expectations", international security, Vol. 20, No.4, primavera de 1996.

Das, R N. "Rusia-China-India Trilateral: Calibrating a Fine Balance". Journal of China in Comparativ Perspective, 2010.

Erik Gartzke, y Quan Li, "Measure For Measure: Concept Operationalization And The Trade Interdependence-Conflict Debate", Journal of Peace Research, Vol. 40, No. 5, 2003: 553-71.

Freeman, Charles W. Dragones Verdes: The Politics of Climate Change in Asia: a Report of the CSIS Asian Regionalism Initiative. Editado por Michael J. Green y Amy E. Searight. CSIS, 2010.

Ganguly, Sumit. "India y China: cuestiones fronterizas, integración nacional y seguridad internacional". La relación India-China: Lo que Estados Unidos necesita saber (2004): 103-133

Garver, John W. "El dilema de seguridad en las relaciones sino-indias". India Review 1, no. 4 (2002): 1-38.

Harry G. Broadman, "India and China go to Africa: New Deals in the Developing World", Foreign Affairs, Vol. 87, No. 2, marzo-abril de 2008.

Herd, Richard, y Sean Dougherty. "Growth prospects in China and India compared". The European Journal of Comparative Economics 4, no. 1 (2007): 6589.

India y China: Perspectivas y desafíos. Revista internacional de investigación en ciencias sociales Vol. 2(8), 48-54, agosto (2013).

Previsiones del IPCS: China in 2015. Institute of Peace & Conflict Studies, consultado el 10 de enero de 2015.

J.K. Baral (2012): Conflict and Cooperation in India-China Relations, Journal of Defence Studies, Vol-6, Issue-2.

John R. O, y Bruce Russett, "Assessing The Liberal Peace With Alternative Specifications: Trade Still Reduces Conflict," journal of peace research, Vol. 36, No. 4, 1999: 423-42.

Kang Sheng, "India;s Eastward to ASEAN: implications for China" , revista del Yunnan Government College, número 8 , Kunming, 2006.

Katherine Barbieri y Gerald Schneider, "Globalization And Peace: Assessing New Directions In The Study Of Trade And Conflict", Journal of Peace Research, Vol.36, No.4, 1999: 387-404.

Katherine Barbieri, "Economic Interdependence: A Path To Peace Or A Source Of Interstate Conflict?", journal of peace research, Vol. 33, No.1, 1996: 29-49.

Likely Sino-Indian FTA Conducive to Nation, China Business Weekly, Pekín, 12 de abril de 2004, p.1.

Liming, Huang. "A study of China-India cooperation in renewable energy field". Renewable and Sustainable Energy Reviews 11, no. 8 (2007): 1739-1757.

M. K. Venu, "Strategic cooperation defines our ties", entrevista con el embajador chino Sun Yuxi, The Economic Times (Nueva Delhi), 22 de septiembre de 2005, p. 10.

Malik, J. Mohan. "China-India Relations in the Post-Soviet Era: The Continuing Rivalry". The China Quarterly 142 (1995): 317-355.

Mansingh, Surjit. "Las relaciones India-China en la posguerra fría". Asian Survey

(1994): 285-300.

Narayanan, Raviprasad. "La política exterior de India hacia China: The NDA Experience". Harvard Asia Quarterly 7 (2003): 29-34.

Parikshit K Basu, (2007) "Evaluación crítica de las estrategias de crecimiento: India and China", International Journal of Social Economics, vol. 34 Iss: 9.

Philippe Martin, y et. al, "Make Trade Not War?", Review of Economic Studies, Vol. 75, No. 3, 2008: 865-900.

Pillania, Rajesh K. "Comercio indochino: tendencias, composición y futuro". Revista de Ciencias Económicas Aplicadas (JAES) 12 (2010): 129-137.

Prospects of India-China Defence and Security Cooperation Russia & India Report", consultado el 16 de abril,

Qingguo, Jia. "Desarrollo pacífico: China's policy of reassurance". Australian Journal of International Affairs 59, no. 4 (2005): 493-507.

Ruisheng, Cheng. "Perspectivas de las relaciones China-India tras la visita del primer ministro Manmohan Singh". China Report 44, no. 1 (2008): 57-61.

Rusia y el mundo 2011: An annual Forecast (Moscú: Instituto de Economía Mundial y Relaciones Internacionales, 2010.

Scott, David. "Sino-Indian security predicaments for the twenty-first century". Asian Security 4, no. 3 (2008): 244-270.

Sekhar, D. Varaprasad. "Cooperación científica y tecnológica entre India y China". International Studies 42, no. 3-4 (2005).

Shu Mei, "El mercado de capitales de China debería aprender de India", Southern Weekend, 2 de marzo de 2006.

Siddiqi, Toufiq. "China e India: Más cooperación que competencia en energía y cambio climático". Journal of International Affairs 64, nº 2 (2011).

Singh, Swaran. "Cambio de paradigma en las relaciones India-China: del bilateralismo al multilateralismo". Journal of International Affairs 64, nº 2 (2011): 155.

Solomon William Polachek, y et. al, "Liberalism and interdependence: Extending the trade-conflict model", Journal of Peace Research, Vol. 36, No. 4, 1999: 405-22.

Sun ZhongshunQuanji (Obras completas de Sun Yat-Sen), vol. 4, Librería Zhongua, Pekín, 1985, p. 68-9.

Sweeney, Matthew. "Inversión extranjera directa en India y China: la creación de un régimen equilibrado en una economía globalizada". Cornell Int'l LJ 43 (2010).

Tagore, Rabindranath. "China y la India". Twenty Years of The Visva-Bharati Cheena-Bhavana 1957 (1937): 41-45.

Tellis, Ashley J. "Estudios de países". En Asia Responds to Its Rising Powers: China and India. Seattle: Oficina Nacional de Investigación Asiática, 2011.

Thakur, Ramesh. "Normalizar las relaciones sino-indias". The Pacific Review 4, no. 1 (1991): 5-18.

El texto del acuerdo se encuentra en TseringShakya, 449-52; TseponShakapba, Tibet: A Political History (New Haven: Yale University Press, 1967), 301-5.

Tiezzi, Shannon. "China incursiona en el patio trasero de la India". The Diplomat, 27 de noviembre de 2014.

Time Beal, "Using India to keep China at Bay", Foreign policy in focus, 12 de diciembre de 2006.

Wang Qian, "India aumenta su despliegue militar en el sur del Tíbet: Political intentions and strategy toward china" , Global online, 26 de julio de 2009.

Yuan, Jing-dong. "El ascenso de India tras Pokhran II: Análisis y evaluaciones chinas". Asian Survey 41, no. 6 (2001): 978-1001.

Zhai, Qiang. "Tibet and Chinese-British-American Relations in the Early 1950s", Journal of Cold War Studies 8, no. 3 (2006): 34-53.

Zhang Li, To manage conflict in south Asia: china's Stakes, Perceptions and inputs, Suecia: Institute for security and development policy (ISDP), octubre de 2009.

Zhao, Hong. "India y China: ¿rivales o socios en el Sudeste Asiático?". Contemporary Southeast Asia: A Journal of International and Strategic Affairs 29, nº 1 (2007).

Internet "BRIC Countries' Path to 2050. "GLOBAL SHERPA. http://www.globalsherpa.org/.

"China - Artículos". India y China,Noticias India China,Política India China,Temas India China,Problemas India China,Política Exterior China. Consultado el 16 de abril de 2015.<http://www.ipcs.org/ region/china>

"China e India: Asia's Budding Partnership or Growing Rivalray". IPRI Construyendo consenso. 3 de marzo de 2015. http://www.ipripak.org/.

"China e India: Mayor integración económica". China Business Review. Consultado el 16 de noviembre de 2014.<http://www.chinabusinessreview.com/china-and- india-greater-economic-integration>

"Relaciones China-India", Embajada de la República Popular China en India. Consultado el 1 de diciembre de 2014. http://in.china-embassy.org/eng/zygxc/gxgk/.

"Relaciones China-India", Embajada de la República Popular China en India. Consultado en el 1 de diciembre de 2014. http://in.china-embassy.org/eng/zygxc/gxgk/.

"Visita del Presidente chino Xi Jinping: India y China firman un pacto comercial y de cooperación económica de 5 años". The Economic times. 18 de septiembre de 2014. Consultado el 1 de marzo de 2015. http://articles.economictimes.indiatimes.com/2014-09-18/news /54068285_1_trade-gap-gao-hucheng-total-bilateral-trade..

"Economic and Trade Relations. "Embassy of India Beijing, China.Accessed March 9, 2015. http://www.indianembassy.org.cn/.

"Relaciones económicas entre India y China". Consultado en 20 de noviembre de 2014.<http://ris.org.in/personnel/faculty/259.html>

"India". Asociación de Naciones del Sureste. http://www.asean.org/ asean/externalrelations#.

"Relaciones económicas entre India y China". Consultado en 16 de febrero de 2015.<http://ris.org.in/personnel/faculty/259.html>

"El Primer Ministro indio Rajiv Gandhi visitó China". Ministerio de Asuntos Exteriores de la República Popular China. Consultado el 1 de septiembre de 2014. http: / / .www.fmprc.gov.cn/mfa_eng/

" NarendraModi urge a resolver la disputa fronteriza mientras el presidente chino Xi Jinping invita a Modi a China | Últimas noticias y actualizaciones en Daily News &

Análisis". Adn. Consultado el 5 de abril de 2015.< http://www.dnaindia.com/india/report- chinese-president-xi-jinping-arrives-in-india-for-3-day-visit-narendra-modi-in-gujarat-to-receive-him-2019289>

"El presidente Xi Jinping habla sobre las relaciones China-India". CNTV. 19 de septiembre de 2014. Consultado el 1 de enero de 2015. http://www.china.org.cn/.

"Comunicado de prensa - 5º Diálogo Anual de Defensa India-China, 14 de enero de 2013". Embajada de la India Pekín, China. 14 de enero de 2013. Consultado el 1 de octubre de 2014. http://www.indianembassy.org.cn/EventsDetails.aspx?NewsId=390

"Aprovechar las nuevas oportunidades en la cooperación India-China". Rediff.Consultado el 5 de noviembre de 2014.http: / /www.rediff.com/news / column/seize-the-new- opportunities-in-india-china-cooperation/20130522.htm

"World Bank, IMF Chiefs to Visit India Later This Month. "Zee News. 11 de marzo de 2012. Consultado el 1 de enero de 2015. http://zeenews.india.com/business/index.html.

"Xi Jinping se reúne con representantes de personajes y grupos amigos de la India y confiere el Premio de Amistad de los Cinco Principios de Coexistencia Pacífica". Embajada de la República Popular China en la República de la India. 19 de septiembre de 2014. Consultado el 10 de febrero de 2015. http://in.chineseembassy.org/ eng/ zt/year2012/t993228.htm.

"CNPC y KazMunayGas adquieren el 100% de las acciones de MangistauMunaiGas", CNPC

yKazMunayGasacquires 100ofMangistauMunaiGasshares.htm> (18 de enero de 2010).

China India Relations. "Embassy of People's Republic of China in India.Accessed December 1, 2014. http://in.china-embassy.org/eng/zygxc/gxgk/.

Embajada de la República Popular China en la República de la India. http: / / in.china-embassy.org/eng/zt/ yhjln/.

Conference on Interaction and Confidence Building Measures in Asia Chairmanship-china About CICA. "Embassy of People's Republic of China in Republic of India. http://www.cica-china.org/eng/gyyx_1/zyxjj/t1150155.htm.

George, Nirmala. "India, China Vow Cooperation As Troops Face Off". The World Post la asociación del Huffington Post y el Instituto Burggruen. 18 de septiembre de 2014. Consultado el 2 de marzo de 2015. http: / / www.huffingtonpost.com/2014/09/18/india-china-cooperation-troops_n_5844102.html.

N Das, R. "Rusia-China-India Trilateral: Calibrating a Fine Balance". IDSA Instituto de Estudios y Análisis de Defensa. 15 de noviembre de 2010. Consultado el 11 de marzo de 2015. http://idsa.in/index.html.

El paso de Nathula se convertirá en la puerta de entrada a la peregrinación Kailash-Mansarovar". NDTV. 29 de noviembre de 2014. Consultado el 10 de marzo de 2015. http://www.ndtv.com/.

Powell, Anita. "BRICS Leaders Optimist about New DevelopementBank", Voice of America. 27 de marzo de 2013. Consultado el 11 de marzo de 2015. http: / /www.voanews.com/ content/brics-summit-leaders-optimistic-about-new-development-bank/1629583.html.

Visita del Primer Ministro a Sanya para la Tercera Cumbre BRIC- 12-15 de abril de 2011". Embajada de la India en Pekín, China. Consultado el 1 de octubre de 2014. http: / / .www.indianembassy.org.cn/Default.aspx

Segunda reunión del Diálogo Económico Estratégico China-India celebrada en Nueva Delhi" Embajada de la República Popular China en la República de la India. 26 de noviembre de 2012. Consultado el 26 de enero de 2015. http: //in.chineseembassy.org/ eng/ zt/year2012/t993228.htm.

Singh, Swaran. "China- India Economic Engagement Building Mutual Confidence. "RePEc (Research Papers in Economics). http://repec.org/ 24 de abril de 2009, <http://www.cnpc.com.cn/en/press/newsreleases/CNPC

Periódicos

"China celebra los lazos con India y Rusia". DAWN. 3 de febrero de 2015. Consultado el 10 de abril de 2015. http://www.dawn.com/.

"China e India comparten amplias perspectivas de cooperación a pesar de las disputas fronterizas". - Xinhua. Consultado el 12 de abril de 2015.

"China's Xi makes maiden India Visit, Seeking to Reset Ties - The Express Tribune". The Express Tribune Chinas Xi Makes Maiden India Visit Seeking to Reset Ties Comentarios. 17 de septiembre de 2014. Consultado el 10 de marzo de 2015.

"El primer ministro indio dice que espera visitar China". CHINA DAILY. 24 de marzo de 2015. Consultado el 1 de abril de 2015. http://www.chinadaily.com.cn/

Sino-Indian Border talks need prolomged patience: Chinese experts", chin News, 7 de agosto de 2009.

"A Strong Beginning", The Times of India, 26 de mayo de 2011.

"Beijing establishes joint venture in India", Xinhua, citado en Foreign Broadcast

Information Service-China-93-013, 22 de enero de 1993, p. 15.

"Hacia el Este". The Times of India, editorial, 28 de julio de 2009.

Odintsov, Vladimir. "China e India: Asociación estratégica y cooperación". NEO New Eastern Outlook, 2014

Paulino, Amelia Uliafnova. "Auge de China e India: Lessons and Implications for Global Developement". En The Rise of China and India: Impacts, Prospects and Implications. Basingstoke: Palgrave Macmillan:, 2010.

Pragya Singh, "Shanghai Surprise", Outlook, Nueva Delhi, 29 de enero de 2009.

Yan, Zhang. "Las relaciones India-China en uno de los mejores periodos de la historia". The Hindu 9 (2009).

ANEXO A

Acuerdos a dos bandas entre la República Popular China y la República de la India

Nombre de los Pactos	**Fecha y lugar de celebración**
Acuerdo entre la República de la India y la República Popular China sobre comercio e intercambios entre la región china del Tíbet y la India	29-4-1954
Contrato comercial entre la República de la India y la República Popular China	14-10-1954
Notas intercambiadas entre China e India sobre la cuestión del tránsito de mercancías chinas hacia la región china del Tíbet a través de India.	Pekín, 15-8-1984
Protocolo entre los Gobiernos de India y China relativo al traspaso de los servicios de correos, telégrafos y teléfonos públicos en el distrito chino del Tíbet.	Pekín, 22-12-1988
Acuerdo comercial entre el Gobierno de la India y el Gobierno de la República Popular China	1988
Acuerdo entre el Gobierno de la República Popular China y el Gobierno de la República de la India sobre transporte aéreo civil.	Nueva Delhi, 20-91989

Protocolo entre la República de la India y la República Popular China sobre la reanudación del comercio fronterizo entre la región china del Tíbet y la India	Nueva Delhi, 13-121991
Protocolo comercial entre el Gobierno de la India y el Gobierno de la República Popular China para el período comprendido entre el 20 de septiembre de 1989	Nueva Delhi, 13-121991
Etiqueta comercial entre el Gobierno de la India y el Gobierno de la República Popular de China para el año civil 1992	1992
Memorándum de entendimiento entre el Gobierno de la República de la India y el Gobierno de la República Popular de China sobre la reanudación del comercio fronterizo	Abril de 1992
Protocolo entre la república de la india y el gobierno de la república popular china sobre	Nueva Delhi, 15-11992
Procedimientos de entrada y salida del comercio fronterizo	
Plan de trabajo para 1992 y 1993 en virtud del memorando de entendimiento sobre colaboración en agricultura entre el ministerio de agricultura de la república de la india y el ministerio de agricultura de la república popular china	1992
Memo de indulgencia entre la Oficina del Contralor y Auditor General, República de la India y la Administración de Auditoría, república popular china	Pekín, 11-4-1992
Protocolo entre el Gobierno de la India y la República Popular China sobre reglamentación aduanera y acuerdos bancarios, así como cuestiones conexas para	Pekín, 7-9-1993
Memo de indulgencia sobre Cooperación en Agricultura entre el Ministerio de Agricultura de la República de la India y el Ministerio de Agricultura de	Pekín, 7-9-1993
ETIQUETA ENTRE EL GOBIERNO DE LA REPÚBLICA DE LA INDIA Y LA REPÚBLICA POPULAR CHINA PARA LA EXPANSIÓN DEL COMERCIO FRONTERIZO A TRAVÉS DEL	1993

Acuerdo entre el Ministerio de Información y Radiodifusión de la República de la India y el Ministerio de Radio, Cine y Televisión de la República Popular China sobre colaboración en materia de radio	15-6-1994
Memorándum de indulgencia entre el Gobierno de la India y la República Popular China sobre cooperación en el ámbito de la geología y los recursos minerales	Nueva Delhi, 18-071994
Etiqueta comercial entre el Gobierno de la República Popular China y el Gobierno de la República de la India para 1994 y 1995	Pekín, 22-10-1994
Acuerdo entre el Gobierno de la República Popular China y el Gobierno de la República de la India para evitar la doble imposición y prevenir la evasión fiscal en materia de impuestos sobre la renta	Nueva Delhi, 29-111996
Memorándum de indulgencia entre el Banco de Reserva de la India y el Banco Popular de China sobre asistencia bancaria	Pekín, 2-6-1997
Acuerdo entre India y China sobre transporte marítimo	Pekín, 22-02-2000
Acuerdo de colaboración entre Doordarshan de la India y la Televisión Central de China	2000
Memorándum de Entendimiento sobre cooperación en el ámbito del acero entre el Gobierno de la India y la	2000
Memorándum de Acuerdo sobre cooperación en el ámbito de las tecnologías de la información	Nueva Delhi,14-1-2002
Memorándum de Acuerdo sobre cooperación en el ámbito laboral (servicios de empleo, formación profesional y seguridad social)	Nueva Delhi,14-1-2002
Memo de indulgencia sobre la aplicación de medidas fitosanitarias entre el Ministerio de Agricultura de la República de la India y la Administración General Estatal de la República Popular China para la Supervisión de la Calidad y la Inspección y Cuarentena.	Nueva Delhi, 8-12 2002
Acuerdo de cooperación entre la República de la India y el Gobierno de la República Popular China en el	Pekín, 23-06-2003
Memo del indulgente sobre el "Plan de Implementación para Viajes en Grupo Organizados de Ciudadanos Chinos a la India" el 8 de diciembre de	Pekín, 23-06-2003

Memorando de Entendimiento entre el Gobierno de la República de la India y el Gobierno de la República Popular China sobre la expansión del comercio	Pekín, 21-07-2004
Protocolo de Requisitos Fitosanitarios para la Exportación de Mangos de la India a China entre el Ministerio de Agricultura de la República de la India y la Administración General de Supervisión de Calidad, Inspección y Cuarentena de la República Popular	Nueva Delhi, 11-04 2005
Memorando de Entendimiento entre el Ministerio de Información y Radiodifusión de la República de la India y la Administración Estatal de Radio, Cine y Televisión de la República Popular China	Nueva Delhi, 11-04 2005
Informe del Grupo Mixto de Estudio India-China sobre Cooperación Comercial y Económica Global	Nueva Delhi, 11-04 2005
Memorando de Entendimiento sobre el lanzamiento del Diálogo Financiero India-China	Nueva Delhi, 11-04 2005
Protocolo de requisitos fitosanitarios para la exportación de uva de la India a China	Nueva Delhi, 11-04 2005
Protocolo de requisitos fitosanitarios para la exportación de calabazas amargas de la India a China	Nueva Delhi, 11-04 2005
Acuerdo sobre asistencia administrativa mutua y cooperación en materia aduanera	Nueva Delhi, 11-042005
Memorándum del indulgente sobre Aviación Civil	Nueva Delhi, 15-092005
Protocolo sobre la Comisión de Cooperación Cinematográfica India-China	Pekín, 12-01-2006
Memorándum de indulgencia entre el Ministerio de Tierras y Recursos de la RPC y el Ministerio de Minas de la Rep. de la India sobre cooperación en el sector minero	Nueva Delhi, 28-03 2006
Memorándum de indulgencia para reforzar la cooperación en el ámbito del petróleo y el gas natural	Nueva Delhi, 21-11 2006
Memorándum de indulgencia sobre la cooperación entre el Ministerio de Agricultura de la República Popular China y el Ministerio de Agricultura de la República de la India en el ámbito de la agricultura	Nueva Delhi, 21-11 2006
Protocolo sobre los requisitos fitosanitarios para la exportación de arroz de la India a China	Nueva Delhi, 21-11 2006

Nota del indulgente sobre la inspección de la carga de exportación (mineral de hierro)	Nueva Delhi, 21-11 2006
Memorándum de indulgencia entre el Consejo Indio de Investigación Agrícola y la Academia China de Ciencias Agrícolas	Nueva Delhi, 21-11 2006
Memorándum de indulgencia entre la Comisión de Mercados a Plazo de la India y la Comisión Reguladora de Valores de China en relación con la Cooperación Reguladora de Futuros de Materias Primas	Pekín, 17-12-2006
Acuerdo sobre protección y promoción bilaterales de las inversiones	Pekín, 14-01-2008
memorándum de indulgencia para la exploración y producción conjuntas y la adquisición de recursos de petróleo y gas natural en terceros países	Pekín, 14-01-2008
memorándum de indulgencia para la Cooperación entre la Comisión de Planificación de la India y la Comisión Nacional de Desarrollo y Reforma de la RPC	Pekín, 14-01-2008
Memorándum de acuerdo sobre cooperación entre el Ministerio de Ferrocarriles de la India y el Ministerio de Ferrocarriles de la República Popular China	Pekín, 14-01-2008
memorándum de indulgencia entre el Ministerio de	Pekín, 14-01-2008
y Alivio de la Pobreza Urbana de la India y el Ministerio de Construcción de la RPC	
memo de indulgent sobre Cooperación Científica entre el Servicio Geológico de India y el Servicio Geológico de China en Geociencias	Pekín, 14-01-2008
Nota de indulgencia entre el NABARD y el Banco de Desarrollo Agrícola de China sobre cooperación mutua	Pekín, 19-01-2010
Protocolo de requisitos fitosanitarios para la exportación de hojas de tabaco de la India a China entre la Administración General de Supervisión de la Calidad, Inspección y Cuarentena de la República Popular China y el Ministerio de Agricultura de la República de la India	Nueva Delhi, 16-12 2010

Nota de indulgencia del Grupo Económico Conjunto entre el Ministerio de Comercio e Industria, Gob. de la Rep. de India y el Ministerio de Comercio, Gob. de la RPC sobre la Expansión del Comercio y la Cooperación Económica.	Nueva Delhi, 16-12 2010
Nota de indulgencia entre el Banco de la Reserva de la India y la Comisión Reguladora Bancaria de China	Pekín, 26-09-2011
Nota de indulgencia entre Export Import Bank of India y China Development Bank Corporation	Nueva Delhi 26-11 2012
Actas aprobadas del 1er Diálogo Económico Estratégico	Nueva Delhi, 26-11 2012
2nd SED Nota de indulgencia entre la Comisión de Planificación y la NDRC sobre estudios conjuntos	Nueva Delhi, 26-11 2012
Memorando de Entendimiento entre la Oficina de Eficiencia Energética y la CNDR sobre la mejora de la cooperación en el ámbito de la eficiencia energética	Nueva Delhi, 26-11 2012
Memorándum de Entendimiento entre el Ministerio de Ferrocarriles y el Ministerio de Ferrocarriles de China sobre la mejora de la cooperación técnica en el sector	Nueva Delhi, 20-52013
MoU entre NASSCOM y la Asociación China de la Industria del Software para mejorar la cooperación en el sector de TI/ITES	Nueva Delhi, 20-52013
MoU entre el Ministerio de Desarrollo Urbano y la NDRC sobre cooperación en el ámbito del tratamiento de aguas residuales	Nueva Delhi, 20-52013
Memorándum de Entendimiento entre el Ministerio de Recursos Hídricos y la NDRC sobre cooperación en el ámbito del riego con uso eficiente del agua	Nueva Delhi, 20-52013
MoU entre APEDA, MoC, y AQSIQ sobre cooperación relacionada con el comercio de importación y exportación de productos pesqueros.	Nueva Delhi, 20-52013
Acuerdo entre EICL, el Ministerio de Comercio y AQSIQ sobre comercio y seguridad de piensos e ingredientes de piensos	Nueva Delhi, 20-52013
MoU entre APEDA, MoC y AQSIQ sobre la exportación de carne de búfalo de India a China	Pekín, 23-10-2013
Programa de trabajo entre el Ministerio de Comercio e Industria y el Ministerio de Comercio chino	Pekín, 23-10-2013

nota de indulgencia entre el Ministerio de Transporte por Carretera y Autopistas de la República de la India y el Ministerio de Transporte de la República Popular China sobre cooperación en carreteras y transporte por	Pekín, 18-03-2014
Memorándum de acuerdo entre el Ministerio de Energía del Gobierno de la República de la India y la Administración Nacional de Energía del Gobierno de la República Popular de China sobre el establecimiento de centros de servicio de equipos de energía chinos en	Pekín, 18-03-2014
3rd SED- memorándum de indulgencia entre la Comisión de Planificación de la República de la India y la Comisión Nacional de Desarrollo y Reforma de China sobre cooperación en materia de urbanización	Pekín, 18-03-2014
Memorándum de Entendimiento entre el Ministerio de Comunicaciones y Tecnología de la Información de la República de India y el Ministerio de Industria y Tecnología de la Información de la República Popular China sobre Cooperación en Tecnología de la Información y las Comunicaciones	Pekín, 30-06-2014
Planes de acción para estudios conjuntos sobre urbanización sostenible y energía en el marco del Diálogo Económico Estratégico	Pekín, 30-06-2014
memorandum de indulgencia entre el ministerio de comercio e industria de la república de la india y el ministerio de comercio del pueblo sobre cooperación	Pekín, 30-06-2014
Plan de ejecución en medio de la Comisión Central del	Nueva Delhi, 18-09-
Ministry of Water Resources, River Development and Ganga Rejuvenation, the Republic of India & the bureau of Hydrology and Water Resources, Tibet Autonomous Region, the People's Republic of China upon Provision of Hidrológica información hidrológica de el Río YarlungZangbu/Brahmaputra en periodo de	2014
Recuerdo de la indulgencia de la Academia de Administración Lal Bahadur Shastri de la República de la India y la Academia de Autoridades Ejecutivas de Pudong, China, relativa a la comunicación y la asistencia en materia de formación en el ámbito de la	Nueva Delhi, 18-092014

recuerdo de la indulgencia entre el Ministerio de Ferrocarriles del Gobierno de la República de la India y el Gobierno de la República Popular de China sobre el refuerzo de la participación en los ferrocarriles	Nueva Delhi, 18-092014
Plan de actividades entre el Ministerio de Ferrocarriles del Gobierno de la República de la India y la Administración Nacional de Ferrocarriles del Gobierno de la República Popular China para reforzar la colaboración en el sector ferroviario.	Nueva Delhi, 18-092014
Plan quinquenal de desarrollo comercial y económico entre el Ministerio de Comercio e Industria del Gobierno de la República de la India y el Ministerio de Comercio del Gobierno de la República Popular China	Nueva Delhi, 18-092014
Actas aprobadas de la décima reunión del Grupo Económico Mixto India-China	Nueva Delhi, 18-092014
Concesión de cogeneración audiovisual entre el Ministerio de Información y Radiodifusión de la República de la India y la Administración Estatal de Prensa, Publicación, Radio, Cine y Televisión de la República Popular China	Nueva Delhi, 18-092014
Plan de trabajo sobre administración de medicamentos y cooperación entre la Administración de Alimentos y Medicamentos de la República Popular China y el Ministerio de Sanidad y Bienestar Familiar de la República de la India	Ahmedabad, 1709-2014
Recordatorio de entendimiento entre Maharashtra	
Industrial Development Corporation y BeiqiFoton Motor Co.Ltd. sobre el mantenimiento de la instalación de paradas mecánicas en Maharashtra	
Actualización de indulgente entre China Development Bank Corporation y iNDEXTb sobre el mantenimiento de la creación de paradas mecánicas en Gujarat.	

ANEXO B

Declaración conjunta de la República Popular China y la República de la India

A continuación figura el texto íntegro de la Declaración Conjunta de la República Popular China y la República de la India firmada por el Primer Ministro chino, Wen Jiabao, y el Primer Ministro indio, Manmohan Singh, en Nueva Delhi el 11 de abril de 2005:

Declaración conjunta de la República Popular China y la República de la India

I. El Excmo. Sr. Wen Jiabao, Primer Ministro del Consejo de Estado de la República Popular China, está realizando una visita de Estado a la República de la India del 9 al 12 de abril de 2005 por invitación del Excmo. Sr. Dr. Manmohan Singh, Primer Ministro de la República de la India. Durante la visita, el Primer Ministro Wen Jiabao mantuvo conversaciones con el Primer Ministro Dr. Manmohan Singh, visitó al Presidente Dr. A.P.J. Abdul Kalam y al Vicepresidente Shri Bhairon Singh Shekhawat y se reunió con la Presidenta de la Alianza Progresista Unida, Smt. Sonia Gandhi. El ministro de Asuntos Exteriores, K Natwar Singh, y el líder de la oposición en la Lok Sabha, L.K. Advani, le visitarán. El Primer Ministro Wen visitó Bangalore y pronunciará un discurso en el Instituto Indio de Tecnología de Nueva Delhi. Los líderes de ambos países mantuvieron un profundo intercambio de puntos de vista en una atmósfera sincera, amistosa y constructiva y alcanzaron un amplio consenso sobre las relaciones bilaterales y los asuntos internacionales y regionales de interés común.

II. Las dos partes pasaron revista a los contactos amistosos y al progreso de sus relaciones bilaterales en los últimos años y coincidieron en que las relaciones China-India han entrado en una nueva etapa de desarrollo integral. Ambas partes observaron con satisfacción que con el frecuente intercambio de visitas entre los líderes de los dos países, el proceso de construcción de confianza y entendimiento ha cobrado impulso. Al rápido crecimiento de la cooperación comercial y económica se ha unido la expansión de los intercambios y la cooperación en otros campos. Las dos partes han progresado paulatinamente en el tratamiento de las cuestiones pendientes. Las dos partes también han mantenido una buena comunicación y colaboración en asuntos internacionales y regionales. Ambas partes coincidieron en que China e India han realizado progresos satisfactorios en el desarrollo de su asociación constructiva y cooperativa a largo plazo. Las dos partes recordaron la Declaración sobre los Principios para las Relaciones y la Cooperación Integral entre los dos Primeros Ministros el 23 de junio de 2003 y reiteraron que la Declaración proporcionaba una visión compartida de las relaciones bilaterales y un marco acordado para la cooperación.

III. A la luz del desarrollo de sus relaciones bilaterales, con el fin de promover la buena vecindad, la amistad y la cooperación mutuamente beneficiosa y teniendo en cuenta los profundos cambios en la situación regional e internacional, ambas partes han acordado que las relaciones China-India han adquirido ahora un carácter global y estratégico. Por ello, los líderes de ambos países han acordado establecer una Asociación Estratégica y de Cooperación China-India para la Paz y la Prosperidad. Dicha asociación se basa en los principios de Panchsheel, respeto mutuo y sensibilidad hacia las preocupaciones y aspiraciones de la otra parte, e igualdad; proporciona un marco sólido para un desarrollo integral y global de las relaciones bilaterales basado en la seguridad, el desarrollo y la prosperidad mutuos e iguales de los dos pueblos; y contribuye a afrontar conjuntamente los retos y amenazas globales. Refleja la disposición de ambas partes a resolver las diferencias pendientes de manera proactiva sin dejar que se interpongan en el camino del desarrollo continuado de las relaciones bilaterales.

IV. Ambas partes coincidieron en que los intercambios de alto nivel entre los gobiernos, parlamentos y partidos políticos de los dos países desempeñan un papel importante en la ampliación de la cooperación bilateral global. Expresaron su determinación de mantener y reforzar el impulso de dichos intercambios en el futuro y acordaron celebrar reuniones periódicas entre los líderes de ambos países. En este contexto, las dos partes reiteraron también su intención de promover intercambios regulares a nivel ministerial y aprovechar plenamente el diálogo estratégico China-India y otros mecanismos de diálogo bilateral.

V. En 2005 se cumple el 55 aniversario del establecimiento de relaciones diplomáticas entre China e India. Para conmemorar la ocasión, ambos países organizarán una serie de actividades conmemorativas. Se señaló que el "Festival Cultural de China" se estaba celebrando en India y que el correspondiente "Festival Cultural de India" se organizaría en China a finales de año. Ambas partes organizarán también otras actividades culturales para promover el conocimiento mutuo y profundizar en la amistad entre los dos pueblos. Ambas partes declararon 2006 "Año de la Amistad China-India" y expresaron su satisfacción por el fortalecimiento de los intercambios en el ámbito cultural, afirmando que el entendimiento mutuo y los intercambios culturales facilitarán el desarrollo de la cooperación en otras áreas. Con el fin de reforzar los vínculos culturales tradicionales, se firmó un acuerdo para la construcción de un templo budista de estilo indio en Luoyang, provincia china de Henan ( ).

VI. Las dos partes subrayaron que una expansión integral de la cooperación económica China-India, incluyendo el comercio y la inversión, constituye una dimensión importante de una relación China-India más fuerte. Los dos países acordaron realizar esfuerzos conjuntos para aumentar el volumen del comercio bilateral a 20.000 millones de dólares o más para 2008. Ambas partes acogieron con satisfacción el informe del Grupo de Estudio Conjunto (GEC), creado para examinar las posibles complementariedades entre los dos países en la ampliación del comercio y la cooperación económica. En su informe, el JSG ha identificado una serie de medidas relacionadas con el comercio de bienes, el comercio de servicios, las inversiones y otras áreas de cooperación económica, y ha recomendado su aplicación.

para eliminar impedimentos y facilitar un mayor compromiso económico entre China e India. Los dos Primeros Ministros encargaron al Grupo Económico Conjunto (GEC) China-India, de nivel ministerial, que estudiara estas recomendaciones y coordinara su aplicación. Para ello, las dos partes harán todo lo posible para celebrar la próxima reunión del JEG en los próximos seis meses. El JSG también ha recomendado un Acuerdo Comercial Regional China-India, que comprende el comercio de bienes y servicios, inversiones, acuerdos identificados para la promoción y facilitación del comercio y la inversión, y medidas para la promoción de la cooperación económica en sectores identificados. Los Primeros Ministros acordaron nombrar un Grupo de Trabajo Conjunto para estudiar en detalle la viabilidad y los beneficios que pueden derivarse del Acuerdo Comercial Regional China-India.

India Regional Trading Arrangement y formular recomendaciones sobre su contenido. Ambas partes señalaron que el Acuerdo sobre el Establecimiento de un Mecanismo de Diálogo Financiero facilitaría aún más la cooperación económica dinámica y diversificadora entre ambas partes. Continuarán las consultas para concluir el Acuerdo Bilateral de Promoción y Protección de Inversiones. Las dos partes tomaron nota con satisfacción de que los dos países han firmado los Protocolos SPS para la exportación de uvas y calabaza amarga de India a China. Las dos partes también acordaron constituir un Grupo de Trabajo Conjunto para implementar rápidamente el Memorando de Entendimiento sobre la Aplicación de MSF entre el Gobierno General Chino y la India.

Administración de Supervisión de Calidad, Inspección y Cuarentena y el Ministerio de Agricultura indio. China evalúa positivamente el acceso del arroz indio al mercado chino y pondrá en marcha lo antes posible el procedimiento de análisis de riesgo del arroz indio de conformidad con las leyes y reglamentos chinos pertinentes.

VII. Ambas partes acordaron seguir promoviendo la cooperación en los ámbitos de la educación, la ciencia y la tecnología, la sanidad, la información, el turismo, el intercambio de jóvenes, la agricultura, el desarrollo de los productos lácteos, los deportes y otros campos, sobre la base del beneficio mutuo y la reciprocidad. Las dos partes decidieron establecer un Comité Directivo China-India sobre Cooperación Científica y Tecnológica presidido por sus Ministros de Ciencia y Tecnología, e iniciar consultas sobre un acuerdo de reconocimiento mutuo de certificados y títulos académicos entre China e India. Las dos partes anunciaron el lanzamiento de actividades regulares de intercambio de jóvenes. China invitará a 100 jóvenes indios a China en el año de

2005 y celebrar este año una exposición sobre tecnologías avanzadas y aplicables en la India.

VIII. Ambas partes reconocieron la importancia de reforzar la conectividad mutua y acordaron trabajar conjuntamente para seguir mejorando los enlaces aéreos y marítimos directos, el turismo y los contactos entre personas. Se tomó nota con satisfacción de que durante la visita se había concluido un Memorándum de Entendimiento sobre una mayor liberalización de los enlaces de aviación civil entre China e India.

IX. Ambas partes seguirán cooperando en el intercambio de datos hidrológicos de los ríos transfronterizos durante la temporada de crecidas, según lo acordado entre ellas. En respuesta a las preocupaciones expresadas por la parte india, la parte china acordó tomar medidas para la liberación controlada del agua acumulada de la presa de desprendimiento en el río Parechu, tan pronto como las condiciones lo permitan. Se tomó nota con satisfacción de que durante la visita se había concluido un acuerdo relativo al suministro de datos hidrológicos sobre el Langqen Zangbo / Sutlej y de que ambas partes habían acordado también continuar...

conversaciones bilaterales para ultimar en breve acuerdos similares para los ríos Parlung Zangbo y Zayu Qu / Lohit. Las dos partes acordaron cooperar en el ámbito de la seguridad y la conservación de la energía, incluyendo, entre otras cosas, alentar a los departamentos y unidades pertinentes de los dos países a participar en la prospección y exploración de recursos de petróleo y gas natural en terceros países.

X. Ambas partes tomaron nota de los útiles intercambios e interacción en el ámbito militar y decidieron seguir promoviendo dichos intercambios e interacción. Acordaron que la ampliación y profundización de los intercambios en materia de defensa entre ambos países era de vital importancia para mejorar la confianza y el entendimiento mutuos entre las dos fuerzas armadas, y para garantizar un entorno pacífico en el que pudieran perseguir sus respectivos objetivos nacionales de desarrollo. Ambas partes decidieron seguir reforzando los contactos e intercambios efectivos en este ámbito.

XI. Durante la visita, ambas partes intercambiaron puntos de vista sobre la cuestión fronteriza China-India y reiteraron su disposición a buscar una solución justa, razonable y mutuamente aceptable, mediante consultas igualitarias y amistosas y partiendo de los intereses generales de las relaciones bilaterales. Expresaron su satisfacción por los progresos realizados en las discusiones entre los Representantes Especiales de ambos países y acogieron con satisfacción la conclusión del Acuerdo sobre los Parámetros Políticos y los Principios Rectores para la Solución de la Cuestión de la Frontera. Ambas partes están convencidas de que una pronta solución de la cuestión fronteriza favorecerá los intereses básicos de los dos países y, por lo tanto, debe perseguirse como objetivo estratégico. Expresaron su compromiso con el mecanismo de Representantes Especiales para buscar una solución política de la cuestión fronteriza en el contexto de sus intereses a largo plazo y de la relación bilateral en general. A la espera de una resolución definitiva, ambas partes continuarán realizando esfuerzos conjuntos para mantener la paz y la tranquilidad en las zonas fronterizas de conformidad con los Acuerdos de 1993 y 1996. Ambas partes acordaron que, al tiempo que prosiguen las conversaciones entre los Representantes Especiales, también es importante que el Grupo de Trabajo Conjunto (GTC) continúe su labor de búsqueda de una pronta aclaración y confirmación de la Línea de Control Real (LAC). Se tomó nota de los progresos realizados hasta la fecha en la clarificación de la LAC en las zonas fronterizas entre China y la India. Se acordó completar el proceso de intercambio de mapas indicando sus respectivas percepciones de toda la alineación de la LAC sobre la base de los parámetros ya acordados, con el objetivo de llegar a un entendimiento común de la alineación, tan pronto como sea posible. Ambas partes expresaron su satisfacción por los avances logrados en la aplicación de los acuerdos de 1993 y 1996 y acordaron aplicarlos plenamente y con celeridad. A tal fin, concluyeron un Protocolo sobre las modalidades de aplicación de las medidas de fomento de la confianza en el ámbito militar a lo largo de la línea de control real en las zonas fronterizas entre China y la India.

XII. La parte india reiteró que reconocía la Región Autónoma del Tiet como parte del territorio de la República Popular China y que no permitía que los tibetanos participaran en actividades políticas antichinas en la India. La parte india recordó que India fue uno de los primeros países en reconocer que hay una sola China y que su política de una sola China permanece inalterada. La parte india declaró que seguiría respetando su política de una sola China. La parte china expresó su aprecio por las posiciones indias.

XIII. Ambas partes revisaron con satisfacción la aplicación del memorando sobre el comercio fronterizo a través del paso de Nathula entre la Región Autónoma del Tíbet de la República Popular China y el Estado de Sikkim de la República de la India.

XIV. Las dos partes observaron con satisfacción que a través de consultas amistosas se había llegado a un acuerdo de principio entre los dos países para resolver la cuestión pendiente desde hace mucho tiempo de la propiedad originalmente perteneciente al Consulado General de la India en Shanghai con la parte china accediendo a proporcionar una parcela de tierra en lugar de los locales del Consulado General original de la India.

XV. Como dos grandes países en desarrollo, tanto China como India son conscientes del importante papel que desempeña la otra parte en el proceso de promoción del establecimiento de un nuevo orden político y económico internacional. Ambas partes comparten intereses comunes en el mantenimiento de la paz, la estabilidad y la prosperidad en Asia y en el mundo en general, y comparten el deseo de desarrollar un entendimiento y una cooperación más estrechos y amplios en los asuntos regionales e internacionales.

Las dos partes apoyan la democratización de las relaciones internacionales y el multilateralismo, defienden el establecimiento de un nuevo orden político y económico internacional que sea justo, racional, igualitario y mutuamente beneficioso, y promueven el Diálogo Norte-Sur y la Cooperación Sur-Sur. Ambas partes creen que la comunidad internacional debe eliminar la pobreza, reducir la brecha entre el Norte y el Sur y lograr la prosperidad común mediante el diálogo y la cooperación.

XVI. Ambas partes reiteraron la importancia de las Naciones Unidas en la paz mundial, la estabilidad y el desarrollo común y expresaron su determinación de continuar sus esfuerzos, junto con la comunidad internacional, en el fortalecimiento del sistema de la ONU para desarrollar una base multilateral sólida para abordar los problemas mundiales. Tanto China como India coinciden en que la reforma de las Naciones Unidas debe ser global y multifacética y debe hacer hincapié en el aumento de la representación de los países en desarrollo. La parte india reiteró su aspiración a ser miembro permanente del Consejo de Seguridad de la ONU. La parte china también reiteró que India es un importante país en vías de desarrollo y que está teniendo una influencia cada vez mayor en la escena internacional. China concede gran importancia al estatus de India en la escena internacional.

asuntos internacionales. Comprende y apoya las aspiraciones de India de desempeñar un papel activo en la ONU y en los asuntos internacionales. Ambas partes reafirmaron su disposición a mantener estrechas consultas y cooperar en el proceso de reformas de la ONU.

XVII. Las dos partes, conscientes de las amenazas que representa el terrorismo para la paz y la seguridad de los dos países y del mundo entero, condenan resueltamente el terrorismo en cualquiera de sus formas. La lucha de la comunidad internacional contra el terrorismo global es global y sostenida, con el objetivo último de erradicar el terrorismo en todas las regiones. Para ello es necesario reforzar el marco jurídico mundial contra el terrorismo. Ambas partes tomaron nota de los resultados positivos de las reuniones celebradas hasta la fecha de su mecanismo de diálogo bilateral sobre la lucha contra el terrorismo y acordaron seguir reforzando y consolidando sus debates y su cooperación. Se acordó celebrar la próxima reunión del mecanismo de diálogo sobre la lucha contra el terrorismo a finales de este año.

XVIII. Ambas partes acordaron llevar a cabo un intercambio regular de puntos de vista sobre las principales cuestiones internacionales y regionales, reforzar la cooperación en la OMC y otras organizaciones multilaterales internacionales, y continuar las consultas sobre otras cuestiones de interés común. Acordaron trabajar juntos para preservar la estabilidad y el crecimiento de la economía mundial y reducir las disparidades entre países desarrollados y en desarrollo. Apoyaron un sistema comercial multilateral abierto, justo, equitativo y transparente, basado en normas, y resolvieron salvaguardar los derechos e intereses legítimos de los países en desarrollo.

XIX. Conscientes de sus destinos vinculados como vecinos y como los dos países más grandes de Asia, ambas partes acordaron que, juntas, contribuirían al establecimiento de una atmósfera de entendimiento mutuo, confianza y cooperación en Asia y en el mundo en general, y facilitarían los esfuerzos para reforzar los mecanismos de coordinación multilateral en materia de seguridad y cooperación.

XX. Durante la visita, las dos partes firmaron y/o publicaron los siguientes documentos: i Acuerdo sobre Parámetros Políticos y Principios Rectores para la Solución de la Cuestión Fronteriza China-India ii. Informe del Grupo de Estudio Conjunto China-India sobre Comercio Global y Cooperación Económica iii. Protocolo sobre las modalidades de aplicación de las MFC en el ámbito militar a lo largo de la línea de control real en las zonas fronterizas entre China y la India iv. Acuerdo sobre Asistencia Administrativa Mutua y Cooperación en Asuntos Aduaneros v. Memorando de Entendimiento sobre el Lanzamiento del Diálogo Financiero China-India vi. Memorando de Entendimiento sobre Aviación Civil vii. Protocolo de Requisitos Fitosanitarios para la Exportación de Uvas de India a China viii. Protocolo de requisitos fitosanitarios para la exportación de calabazas amargas de India a China ix. Memorando de Entendimiento sobre el suministro de información hidrológica del río Langqen Zangbo/Sutlej en temporada de crecidas por parte de China a India x. Protocolo sobre la Comisión de Cooperación Cinematográfica China-India xi. Memorándum de Entendimiento sobre Cooperación entre el Instituto Popular Chino de Asuntos Exteriores y el Consejo Indio de Asuntos Mundiales xii. Memorándum sobre la construcción de un templo budista de estilo indio en el lado occidental del Templo del Caballo Blanco en Luoyang, China.

XXI. Ambas partes consideraron que la exitosa visita de Estado del primer ministro Wen Jiabao a la República de la India marcó un nuevo nivel en la relación China-India y abrió un nuevo capítulo en las relaciones de amistad y cooperación entre los dos países.

El Primer Ministro Wen Jiabao, en nombre del Gobierno y el pueblo chinos, expresó su agradecimiento al Gobierno y al pueblo de India por su cálida hospitalidad, e invitó al Primer Ministro Manmohan Singh a visitar China en un momento mutuamente conveniente. El Primer Ministro Manmohan Singh agradeció la invitación y la aceptó con mucho gusto. La parte india también reiteró la invitación al Presidente Hu Jintao para visitar India. El momento exacto de la visita se decidirá a través de los canales diplomáticos.

Primer Ministro del Consejo de Estado de la República Popular China Primer Ministro de la República de la India

ANEXO B

Política diplomática china de vecindad que refuerza las relaciones bilaterales con India.

Como dice un refrán chino, un buen vecino es un activo inestimable. Los nuevos dirigentes chinos dan mayor importancia a su diplomacia de vecindad en todas las agendas diplomáticas y reiteran el compromiso de China de forjar la amistad y la asociación con sus vecinos y fomentar una vecindad amistosa, segura y próspera. El nuevo gobierno chino aplica el principio de amistad, sinceridad, beneficio mutuo e inclusividad que guía los esfuerzos de China para crear un entorno regional con mayor paz, estabilidad, igualdad, confianza mutua y cooperación beneficiosa para todos. Los esfuerzos de China pretenden mejorar las relaciones bilaterales con sus vecinos para hacer realidad el objetivo del desarrollo común.

He aquí el discurso del embajador chino Wei Wei en India con la aplicación del principio de la política diplomática de vecindad en las relaciones China-India.

Desde que asumí el cargo de Embajador en la India el pasado mes de enero, me complace comprobar que en el último año la relación China-India ha progresado enormemente y la cooperación bilateral se ha desarrollado de manera integral. Políticamente, hemos realizado frecuentes intercambios de alto nivel y reforzado la confianza estratégica. Económicamente, nuestra cooperación se ha ampliado cada vez más y los intereses comunes se han integrado aún más. Desde el punto de vista cultural, han aumentado los intercambios interpersonales y se han fortalecido el entendimiento mutuo y la amistad entre nuestros pueblos. En el ámbito internacional, China e India han coordinado y cooperado estrechamente en el seno de las instituciones multilaterales para proteger nuestros intereses comunes y los de los países en desarrollo. Con los esfuerzos concertados, logramos otro "año excelente" para nuestras relaciones bilaterales en 2013.

China e India son socios cooperativos, no rivales.

Con un enorme sentimiento de amistad hacia India, China está plenamente comprometida con el desarrollo de una amistad a largo plazo con India. Mahatma Gandhi observó una vez que "China e India son compañeros de viaje que comparten el bien y el mal en un viaje común". China e India deben forjar una amistad duradera y sincera, y creo que mientras nos apoyemos en la sabiduría y la fortaleza en nuestro camino, no habrá obstáculo que no podamos superar.

China e India mantienen ahora buenas relaciones. Para nosotros, la línea principal de la relación bilateral es la cooperación pragmática". El pasado octubre, el presidente chino, Xi Jinping, dijo al primer ministro indio, Manmohan Singh, que "las relaciones China-India han mantenido un impulso de desarrollo rápido y omnidimensional y han entrado en una nueva vía ascendente". Nos encontramos en un nuevo punto de partida, ante oportunidades de desarrollo sin precedentes. Ambos seguimos sometidos a la enorme presión de una población enorme, unos recursos insuficientes y la contaminación medioambiental. A ambos nos queda un largo camino por recorrer antes de hacer realidad la modernización. Nuestra aspiración más ardiente es acelerar el desarrollo económico y mejorar los medios de vida de la población. La estabilidad y el desarrollo de China no pueden realizarse sin India, mientras que el desarrollo de India no puede lograrse sin China. Sólo la cooperación y el desarrollo pueden aportar beneficios tangibles a nuestros dos pueblos. El pasado mes de octubre, el Primer Ministro Manmohan Singh pronunció un discurso en la Escuela del Partido del Comité Central del PCCh. Mencionó que "no estamos destinados a ser rivales, y debemos mostrar determinación para convertirnos en socios. Nuestro futuro debe definirse por la cooperación y no por la confrontación. No será fácil, pero no debemos escatimar esfuerzos. Lo que está en juego es el futuro de India y China; de hecho, lo que puede estar en juego es el futuro de nuestra región y de nuestro mundo".

¿Qué aporta China al desarrollo de India?

China ha entrado ya en la fase de renta media, con un rápido aumento de su PIB y de su renta nacional per cápita. Hemos acumulado cierta experiencia en la consecución de un crecimiento económico rápido y constante. China desearía mejorar la cooperación y trabajar conjuntamente con India para ampliar nuestros intereses convergentes e inyectar energía positiva a nuestra relación bilateral.

1. Ventaja de la experiencia. China e India son los dos únicos países del mundo cuya población supera los 1.000 millones de habitantes, por lo que la experiencia de otros países puede no ser muy adecuada para India. Con unas condiciones nacionales básicas similares, un nivel de desarrollo similar y economías muy complementarias, a China le gustaría compartir su experiencia en materia de desarrollo con India, para hacer frente a retos y dificultades similares en el camino hacia la prosperidad.
2. Ventaja de la tecnología. La economía china se está transformando de una economía intensiva en mano de obra a una economía basada en la tecnología. En comparación con las economías desarrolladas, la ciencia y la tecnología de China pueden quedarse atrás en algunos aspectos, pero están diseñadas y son mucho más adecuadas para los países en desarrollo. La tecnología china está en mejores condiciones de ayudar a India a acelerar su modernización y aplicación de la tecnología.

3. Ventaja de las finanzas. India espera más inversión extranjera. El año pasado, las reservas de divisas de China alcanzaron la cifra récord de 3,82 billones de dólares. Se espera que la inversión de las empresas chinas en el extranjero alcance los 500.000 millones de dólares en los próximos cinco años. El gobierno chino anima a más empresas chinas a aplicar la política de "salida al extranjero". Estamos alentando y esperando más inversiones chinas en India.

4. Ventaja de la industria. El sector manufacturero y la construcción de infraestructuras son áreas clave para atraer la inversión extranjera y potenciar el desarrollo económico nacional. China no sólo es un gran país manufacturero, sino que también goza de tecnologías avanzadas y una rica experiencia en los campos de ferrocarriles de alta velocidad, autopistas y generadores de energía. China está dispuesta a invertir activamente en la fábrica de manufacturas e infraestructuras de India. Nos alegraría ver que India se convierte en otra "fábrica mundial".

5. Ventaja de la agricultura. La clave para reducir la pobreza es aumentar los ingresos de los agricultores. La producción de cereales de China ascendió a 600 millones de toneladas el año pasado, marcando su décimo año consecutivo de aumento. La tecnología agrícola, como mejores condiciones de irrigación, mayor nivel de mecanización agrícola, tecnologías avanzadas de fertilizantes y semillas, desempeña un papel importante para garantizar el crecimiento sostenido de los productos agrícolas en China. Con mejores condiciones naturales, mayor superficie de tierra cultivada y menos población que China, India tiene todo el potencial para convertirse en uno de los principales países agrícolas del mundo.

¿Cómo podemos tratar ciertos temas delicados?

Si echamos la vista atrás a los 64 años de historia de las relaciones bilaterales, China e India, como dos países vecinos unidos por montañas y ríos comunes, siguen teniendo algunas cuestiones delicadas pendientes de la historia, como la cuestión de las fronteras, el problema de los ríos transfronterizos y las relaciones entre China y Pakistán, debido a diversas razones. Aunque las divergencias y diferencias son inevitables, lo más importante es cómo las percibimos y manejamos. Hace 60 años, China e India, en respuesta al llamamiento de la época, iniciaron conjuntamente los Cinco Principios de Coexistencia Pacífica, o el Panchsheel. En su discurso pronunciado en la Escuela del Partido del Comité Central del PCCh, el Primer Ministro Manmohan Singh también mencionó que "los Cinco Principios de Coexistencia Pacífica ponen de relieve, en un contexto moderno, la necesidad de crear relaciones interestatales entre las grandes potencias, basadas en la confianza mutua, la sensibilidad hacia las preocupaciones fundamentales de la otra parte y el compromiso de resolver todas las cuestiones pendientes a través del diálogo pacífico". En cuanto a las cuestiones delicadas, confiamos en gestionar eficazmente las divergencias, no escalarlas y no dejar que afecten a nuestra relación bilateral en general. Creemos que China e India podrían encontrar una forma adecuada de resolver estas cuestiones sobre la base del respeto mutuo, la confianza recíproca y teniendo en cuenta las preocupaciones e intereses de cada uno.

1. La cuestión fronteriza. Aunque ha habido enfrentamientos accidentales en las zonas fronterizas, bajo la gestión eficaz de los dos gobiernos, hemos mantenido la paz y la tranquilidad en las zonas fronterizas, y no ha habido ningún accidente de tiro durante mucho tiempo. En el futuro, debemos seguir trabajando juntos, basándonos en el principio de la cooperación constructiva, para salvaguardar la paz y la tranquilidad en las zonas fronterizas.

Se han sentado unas bases sólidas para que China e India gestionen adecuadamente las diferencias relacionadas con la frontera. En primer lugar, tenemos un amplio consenso sobre la solución de la cuestión fronteriza. Los dos gobiernos han acordado que debemos mantener la paz y la tranquilidad en las zonas fronterizas antes de encontrar su solución definitiva, para no dejar que la cuestión fronteriza afecte a nuestra relación bilateral en general. En segundo lugar, ambas partes están dispuestas a resolver el problema. Los líderes de ambos países han expresado su firme deseo político de llegar a una pronta solución de la cuestión fronteriza. Los dos gobiernos firmaron el año pasado el Acuerdo de Cooperación en Defensa Fronteriza. Los Representantes Especiales de China e India sobre la cuestión fronteriza han realizado progresos positivos y han alcanzado importantes consensos. En tercer lugar, ambas partes tienen experiencia en la gestión de la cuestión. No ha habido disparos en las zonas fronterizas. Por lo tanto, ambas partes han acumulado suficiente experiencia para manejar adecuadamente las cuestiones relacionadas con la frontera. En cuarto lugar, ambas partes disponen de medios. Hasta ahora, China e India han establecido mecanismos relacionados con la frontera, incluyendo las Conversaciones de Representantes Especiales, el mecanismo de trabajo para la consulta y coordinación sobre los asuntos fronterizos, la consulta de defensa y seguridad, las reuniones de banderas fronterizas, que demuestran ser plataformas efectivas establecidas con esfuerzos conjuntos de ambos países. En quinto lugar, ambas partes están decididas a resolver el problema. Ambos países esperan mantener el impulso de desarrollo sólido y estable de las relaciones China-India, que tanto ha costado conseguir, y están decididos a resolver pronto los asuntos fronterizos.

La cuestión de las fronteras entre China y la India es un problema heredado de la historia. Es complejo y delicado, y afecta a los sentimientos de los dos pueblos.

Ambos países han realizado enormes esfuerzos y pagado elevados costes para encontrar una pronta solución a esta cuestión. El infausto pasado ha repercutido negativamente en varias generaciones de nuestros dos pueblos, en la forma en que los dos países se perciben mutuamente y en la conveniencia de que ambos lleven a cabo una cooperación pragmática. Pero han pasado 52 años desde entonces. Como dijo un dirigente chino: "China e India han mantenido relaciones amistosas durante 2.000 años, lo que representa el 99,9% del tiempo total de nuestras interacciones. En términos de conflictos, han durado menos del 0,1% del tiempo total de nuestras interacciones". No podemos seguir viviendo a la sombra del conflicto. Por el contrario, debemos trabajar juntos para lograr la paz y la estabilidad en los próximos 52 años, o 100 años. Como dos civilizaciones antiguas con una rica historia y una amplia visión, creo que mientras las dos partes tengan presente la confianza mutua y la sinceridad, podremos encontrar pronto una solución justa, razonable y mutuamente aceptable a la cuestión fronteriza para mejorar el desarrollo general de nuestras relaciones bilaterales.

2. La cuestión de los ríos transfronterizos. Los ríos transfronterizos son fuente de vida para las personas que viven a lo largo de ellos. No podemos cambiar la tendencia geográfica de los ríos transfronterizos, pero es nuestra responsabilidad compartida preservar, utilizar y gestionar adecuadamente los ríos transfronterizos. Como país río arriba, China tiene derechos legítimos a explotar los recursos hídricos e hidráulicos. Pero como país responsable, China ha tenido muy en cuenta las necesidades de producción y de vida del pueblo indio, que vive aguas abajo. Hemos adoptado un enfoque muy prudente en el desarrollo de los ríos transfronterizos. De hecho, China sólo ha desarrollado un porcentaje muy pequeño de los recursos hídricos e hidráulicos. El grado de desarrollo es inferior al 1%. Como resultado, los ríos transfronterizos China-India se encuentran entre los ríos mejor protegidos del mundo. China nunca ha hecho nada en los ríos transfronterizos que pueda perjudicar los intereses de India. A lo largo de los años, con el fin de ayudar a las zonas río abajo en la prevención y mitigación de desastres, el personal técnico chino ha desafiado las hostiles condiciones naturales en los tramos superiores, ha superado tremendas dificultades e incluso arriesgado sus vidas para manejar emergencias y recoger datos hidrológicos de la temporada de inundaciones, y ha compartido la información con India. El pasado octubre, cuando el primer ministro indio Manmohan Singh visitó China, nuestros dos países firmaron un nuevo Memorando de Entendimiento sobre el Refuerzo de la Cooperación en Ríos Transfronterizos. Según el nuevo Memorando, China ampliará en medio mes la duración de la provisión de datos hidrológicos para la temporada de crecidas. Se trata del acuerdo más largo concertado por China con

todos sus países vecinos.

Entretanto, China es también un país de aguas abajo, por lo que comprendemos perfectamente la necesidad y las preocupaciones de los países de aguas abajo. Esperamos que los países aguas abajo puedan comprender nuestra política responsable y nuestros esfuerzos en este sentido. Tenemos la confianza y la determinación de que, mediante los esfuerzos conjuntos de nuestros dos países, podemos hacer que los ríos transfronterizos China-India se conviertan en ríos de amistad, cooperación y paz, y aporten beneficios a nuestros dos pueblos.

3. Relaciones China-Pakistán. La amistad entre China y Pakistán se ha forjado a lo largo de la historia. Al igual que las relaciones China-India, debemos desarrollar e impulsar continuamente las relaciones China-Pakistán. La máxima prioridad entre India y Pakistán es reducir la tensión y mejorar las relaciones bilaterales. China concede gran importancia tanto a India como a Pakistán, dos importantes países vecinos de nuestro oeste, en el marco de la estrategia de "Apertura a Occidente" y del "Cinturón Económico de la Ruta de la Seda". Creemos que las relaciones China-India y China-Pakistán podrían ir en paralelo. Esperamos que India y Pakistán puedan mantener una relación amistosa y mejorada y, al mismo tiempo, esperamos ver interacciones más positivas entre China, India y Pakistán.

Hacer realidad nuestros sueños juntos.

China se esfuerza por alcanzar el "Sueño Chino" del gran rejuvenecimiento de la nación china. El Sueño Chino no sólo beneficia al pueblo chino, sino también a los pueblos de todo el mundo. Es un sueño de paz, desarrollo y cooperación beneficiosa para todos. India también tiene su propio sueño de fortalecerse. El Sueño Chino está estrechamente vinculado con el Sueño Indio, en el sentido de que todos deseamos trabajar duro para que nuestros pueblos puedan vivir una vida mejor. China espera una India amistosa, pacífica, estable, próspera y poderosa. China está dispuesta a hacer realidad los sueños junto con
India. China e India, como dos civilizaciones antiguas, dos grandes países en desarrollo y mercados emergentes, son socios estratégicos naturales. Como mencionó el primer ministro Li Keqiang en su discurso ante el Consejo Indio de Asuntos Mundiales el pasado mayo, "si podemos lograr un desarrollo común, será

una verdadera bendición para Asia y el mundo". Confío en que todos nuestros sueños se hagan realidad, siempre y cuando China e India sigan avanzando por el camino del desarrollo adecuado a nuestras condiciones nacionales, y se centren en la cooperación mutua.

Según el calendario lunar chino, esta semana celebraremos el "Año del Caballo". En la cultura tradicional china, el caballo simboliza el trabajo duro, la prosperidad y el éxito. En esta feliz ocasión, me complace desear que las relaciones entre China y la India avancen como un caballo líder y saltarín. Creo que, mientras China e India hagan esfuerzos conjuntos, promoveremos las relaciones China-India a una nueva altura y abrazaremos juntos un futuro más brillante.

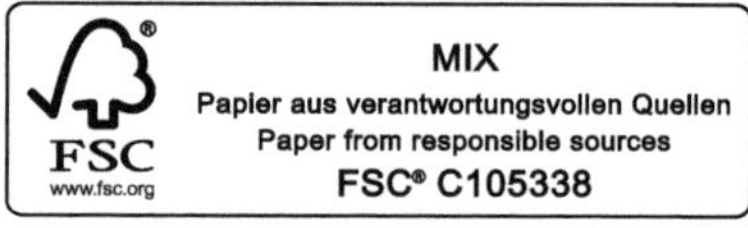

Printed by Books on Demand GmbH, Norderstedt / Germany